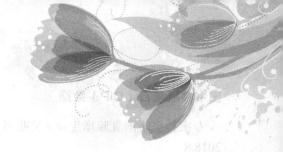

专家教您防治乳腺增生症

ZHUANJIA JIAONIN FANGZHI RUXIAN ZENGSHENGZHENG

主　编　吴兆书　谢英彪

中国科学技术出版社

· 北 京 ·

图书在版编目（CIP）数据

专家教您防治乳腺增生症 / 吴兆书，谢英彪主编. —北京：中国科学技术出版社，2018.8

ISBN 978-7-5046-7999-4

Ⅰ.①专… Ⅱ.①吴…②谢… Ⅲ.①乳腺增生－防治 Ⅳ.①R655.8

中国版本图书馆CIP数据核字（2018）第070319号

策划编辑	崔晓荣	
责任编辑	崔晓荣	高 磊
装帧设计	鸿城时代	
责任校对	杨京华	
责任印制	马宇晨	

出　　版	中国科学技术出版社
发　　行	中国科学技术出版社发行部
地　　址	北京市海淀区中关村南大街16号
邮　　编	100081
发行电话	010-62173865
传　　真	010-62173081
网　　址	http://www.cspbooks.com.cn

开　　本	720mm×1000mm　1/16
字　　数	185千字
印　　张	11.75
版　　次	2018 年 8 月第 1 版
印　　次	2018 年 8 月第 1 次印刷
印　　刷	北京盛通印刷股份有限公司
书　　号	ISBN 978-7-5046-7999-4/R · 2242
定　　价	30.00元

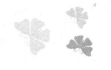
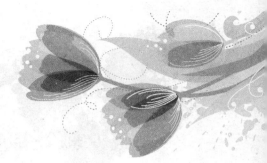

内容提要

　　本书从乳腺病的基础知识谈起，详细介绍了起居养生、合理饮食、经常运动、心理调适对防治乳腺病的作用，重点讲述了乳腺病的中西医药物治疗的方法，最后强调了预防乳腺病的重要性。着重选答了患者经常询问医生的问题，为读者提供了可靠、实用的防病治病知识。本书适合基层医师业务学习参考用书，也适合乳腺病患者及其家属阅读参考。

《专家教您防治乳腺增生症》编委会

主　编　吴兆书　谢英彪

副主编　侯　平　杨　斌

编　者　陈泓静　周明飞　卢　岗

　　　　　章　瑞　王　燕　朱　萍

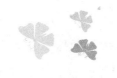
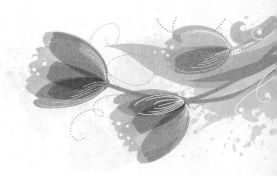

前　言

乳腺增生症是指乳腺上皮和纤维组织增生，乳腺组织导管和乳小叶在结构上的退行性病变及进行性结缔组织的生长，其发病原因主要是由于内分泌激素失调。乳腺增生症是女性最常见的乳房疾病，多见于25～45岁的女性。

乳腺在内分泌激素，特别是雌、孕激素的作用下，随着月经周期的变化，会有增生和复旧的改变。由于某些原因引起内分泌激素代谢失衡，雌激素水平增高，可以出现乳腺组织增生过度和复旧不全，经过一段时间以后，增生的乳腺组织不能完全消退，就形成乳腺增生症。

乳腺增生症的临床表现在不同年龄组有不同特点，未婚女性、已婚未育、尚未哺乳的女性，其主要症状为乳腺胀痛，可同时累及双侧，但多以一侧偏重。月经前乳腺胀痛明显，月经过后即减轻并逐渐停止，下次月经来潮前疼痛再度出现，整个乳房有弥漫性结节感，并伴有触痛。35岁以后的女性主要症状是乳腺肿块，乳房疼痛和触痛较轻，且与月经周期无关。用手触摸乳房可摸到大小不等、扁圆形或不规则形、质地柔韧的结节，边界不清楚，与皮肤及深部组织无粘连，可被推动。45岁以后常表现为单个或多个散在的囊性肿物，边界清楚，多伴有钝痛、胀痛或烧灼感。绝经后女性乳房腺体萎缩，囊性病变更为突出。乳房疼痛的严重程度与结节的有无及范围无相关性，疼痛可向腋下、肩背部放散。少数患者可伴发乳头溢液。由于病因来自体内分泌功能紊乱，故除乳房方面的症状外同时还可出现月经不规律，脾气不好，爱着急生气、爱出汗等症状。

乳腺增生症的发生往往与劳累、生活不规律、精神紧张、压力过重有关。治疗乳腺增生症首先要舒缓生活和工作压力，消除烦恼，心情舒畅，心态平和，症状就可以缓解。中医学认为，乳腺增生症大多始于情志不畅，肝郁气滞，而后血瘀痰凝成块，治宜疏肝理气，活血化瘀，软坚散结。在排除乳腺恶性肿瘤的前提下，还可试用中医外治疗法。西药治疗可采用激素类药物、碘制剂及三苯氧胺，可以缓解疼痛，因有一定的副作用，不做首选。乳腺增生症的手术治疗较少采用，遇到个别与乳腺癌不易鉴别的乳腺结节，亦可采用手术切除，经病理学检查明确诊断。

　　预防乳腺增生症，要建立良好的生活方式，调整好生活节奏，保持心情舒畅。坚持体育锻炼，积极参加社交活动，避免和减少精神、心理紧张因素。学习和掌握乳房自我检查方法，养成每月1次的乳房自查习惯。积极参加乳腺癌筛查或每年1次乳腺检查。

　　《专家教您防治乳腺增生症》以问答形式简要介绍了乳腺增生症的基本知识，重点介绍了防治乳腺增生症从起居养生、合理饮食、经常运动、心理调适做起的各种方法，并对中西医临床治疗乳腺增生症的方法做了详细介绍，最后指出了预防乳腺增生症的重要性和具体方法。本书是一本全面反映乳腺增生症自我调养和临床防治新成果的科普读物，内容融汇中西详尽，文字简洁明了，具有科学性、实用性和可读性强的特点。不仅适合乳腺增生症患者的自我医疗，也可作为基层医护人员的参考读物。

编　者

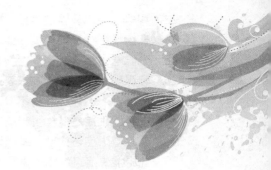

目　录

一、乳腺增生症基础知识

✳ 1. 乳房有何特点

　　女性的乳房是女性重要的性器官，在两性活动中占有重要位置。在女方，它不但是女性健美的一个方面，也是性敏感区。乳房是第二性征器官，也是哺乳器官。乳房主要由结缔组织、脂肪组织、乳腺、大量血管和神经等组织构成。受地区、种族等因素的影响，女性乳房开始发育的时间各不相同。绝大部分女性乳房开始发育的时间为8～13岁，完全成熟在14～18岁。乳房发育多从左侧开始，从开始发育到完全成熟，需要3～5年的时间。

　　乳房的形态可因种族、遗传、年龄、哺乳等因素而差异较大。我国成年女性的乳房一般呈半球形或圆锥形，两侧基本对称，哺乳后有一定程度的下垂或略呈扁平。老年女性的乳房常萎缩下垂且较松软。乳房的中心部位是乳头。正常乳头呈筒状或圆锥状，两侧对称，表面呈粉红色或棕色。乳头直径为0.8～1.5cm，其上有许多小窝，为输乳管开口。乳头周围皮肤色素沉着较深的环形区是乳晕。乳晕的直径为3～4cm，色泽各异，青春期呈玫瑰红色，妊娠期、哺乳期色素沉着加深，呈深褐色。乳房部的皮肤在腺体周围较厚，在乳头、乳晕处较薄。有时可透过皮肤看到皮下浅静脉。

乳房位于两侧胸部胸大肌的前方，其位置亦与年龄、体形及乳房发育程度有关。成年女性的乳房一般位于胸前的第2～6肋骨之间，内缘近胸骨旁，外缘达腋前线，乳房肥大时可达腋中线。乳房外上极狭长的部分形成乳房腋尾部伸向腋窝。青年女性乳头一般位于第4肋间或第5肋间水平、锁骨中线外1cm；中年女性乳头位于第6肋间水平、锁骨中线外1～2cm。

由于乳房的形态和位置存在着较大的个体差异，女性乳房的发育还受年龄及各种不同生理时期等因素的影响，因此，应避免将属于正常范围的乳房形态及位置看作是病态，从而产生不必要的思想负担。

✱ 2. 乳房的内部结构是怎样的

乳房主要由腺体、导管、脂肪组织和纤维组织等构成。其内部结构犹如一棵倒着生长的小树。

乳房腺体由15～20个腺叶组成，每一腺叶分成若干个腺小叶，每一腺小叶又由10～100个腺泡组成。这些腺泡紧密地排列在小乳管周围，腺泡的开口与小乳管相连。多个小乳管汇集成小叶间乳管，多个小叶间乳管再进一步汇集成一根完整腺叶的乳腺导管，又称输乳管。输乳管共15～20根，以乳头为中心呈放射状排列，汇集于乳晕，开口于乳头，称为输乳管。输乳管在乳头处较为狭窄，继之膨大为壶腹，称为输乳管窦，有储存乳汁的作用。乳腺导管开口处为复层鳞状上皮细胞，狭窄处为移形上皮，壶腹以下各级导管为双层柱状上皮或单层柱状上皮，终末导管近腺泡处为立方上皮，腺泡内衬立方上皮。

乳头表面覆盖复层鳞状角质上皮，上皮皮质很薄。乳头由致密的结缔组织及平滑肌组成。平滑肌呈环行或放射状排列，当有机械刺激时，平滑肌收缩，可使乳头勃起，并挤压导管及输乳窦排出其内容物。乳晕部皮肤有毛发和腺体。腺体有汗腺、皮脂腺及乳腺。其皮脂腺又称乳晕腺，较大而表浅，分泌物具有保护皮肤、润滑乳头及婴儿口唇的作用。

乳房内的脂肪组织呈囊状包于乳腺周围，形成一个半球形的整体，这层囊状的脂肪组织称为脂肪囊。脂肪囊的厚薄可因年龄、生育等原因个体差异很大。脂肪组织的多少是决定乳房大小的重要因素之一。

乳腺位于皮下浅筋膜的浅层与深层之间。浅筋膜伸向乳腺组织内形成条索状的小叶间隔，一端连于胸肌筋膜，另一端连于皮肤，将乳腺腺体固定在胸部的皮下组织之中。这些起支持作用和固定乳房位置的纤维结缔组织称为乳房悬韧带或Cooper韧带。浅筋膜深层位于乳腺的深面，与胸大肌筋膜浅层之间有疏松组织相连，称乳房后间隙。它可使乳房既相对固定，又能在胸壁上有一定的移动性。有时，部分乳腺腺体可穿过疏松组织而深入到胸大肌浅层，因此，做乳腺癌根治术时，应将胸大肌筋膜及肌肉一并切除。

乳房大部分位于胸大肌表面，其深面外侧位于前锯肌表面，内侧与下部位于腹外斜肌与腹直肌筋膜表面。

除以上结构外，乳房还分布着丰富的血管、淋巴管及神经，对乳腺起到营养作用及维持新陈代谢作用，并具有重要的外科学意义。乳房的动脉供应主要来自于腋动脉的分支、胸廓内动脉的肋间分支及降主动脉的肋间血管穿支。乳房的静脉回流分深、浅两组：浅静脉分布在乳房皮下，多汇集到内乳静脉及颈前静脉；深静脉分别注入胸廓内静脉、肋间静脉及腋静脉各属支，然后汇入头臂静脉、奇静脉、半奇静脉、腋静脉等。当发生乳腺癌血行转移时，进入血行的癌细胞或癌栓可通过以上途径进入上腔静脉，发生肺或其他部位的转移；亦可经肋间静脉进入脊椎静脉丛，发生骨骼或中枢神经系统的转移。乳房的淋巴引流主要有以下途径：腋淋巴结、内乳淋巴结、锁骨下/上淋巴结、腹壁淋巴管及两乳皮下淋巴网的交通。其中，最重要的是腋淋巴结和内乳淋巴结，它们是乳腺癌淋巴转移的第1站。乳房的神经由第2~6肋间神经皮肤侧支及颈丛3~4支支配。除感觉神经外，尚有交感神经纤维随血管走行分布于乳头、乳晕和乳腺组织。乳头、乳晕处的神经末梢丰富，感觉敏锐，发生乳头皲裂时，疼痛剧烈。此外，在行乳腺癌根治术时，还涉及臂丛神经、胸背神经及胸长神经的解剖。

❈ 3. 正常乳房的外形是怎样的

正常乳房位于胸前两侧，其外形在成年女性因有发育增大的腺体，乳房呈半球形，或为轻度下垂的半锥形。其上缘起自第2肋骨，下达第5肋骨水平，外侧缘至腋前线，其外上方向腋部延伸，呈一尖形突出，称为乳房"尾部"。乳腺后面与胸大肌筋膜之间的疏松结缔组织连接，使其得以相对固定但又能移动。

乳房的外部结构由致密的结缔组织及平滑肌组成。平滑肌呈环行或放射状排列，当有机械刺激时，平滑肌收缩，可使乳头勃起，并挤压导管及输乳窦排出其内容物。乳晕部皮肤有毛发和腺体。腺体有汗腺、皮脂腺及乳腺。其皮脂腺又称乳晕腺，较大而表浅，分泌物具有保护皮肤、润滑乳头及婴儿口唇的作用。

在乳房的中央部，有一色素较深呈棕色的突起，即乳头，乳头表现皮肤粗糙，呈颗粒状，内有15～20个乳腺导管开口，乳头周围有一圈与乳头颜色相同的棕色皮肤，称为乳晕。乳晕皮肤较薄，但表现有皮脂腺开口，内有皮脂腺、汗腺和丰富的淋巴结构。在妊娠后，乳晕区范围扩大，色泽加深。

乳房的大小，随种族、年龄、发育、营养、体型等因素有所不同。西方人的乳房比较大，发育好的比发育差的大，胖人皮下脂肪较多，乳房也比瘦人的大。成年女性的乳房两侧大小基本相等，并对称或偶见略有大小差异的。曾有哺乳史的乳房多数有些下垂，左右大小略有不同，常见左侧比右侧大，这与哺乳习惯有关。绝经后和老年人的乳房常萎缩、松软和下垂。如果两侧乳房的大小相差较大，要想到是否是巨乳症或乳房肉瘤。巨乳症可发生于单侧，也可发生于双侧。如果乳房内触及肿瘤，要仔细辨认和进一步检查。少数女性的一侧或两侧腋前处，可见细小的乳头样突起，或伴有浅淡的色素，这为副乳。个别副乳可隆起，其内可触及腺体样组织。

虽然有的女性乳房大小可以略有不同或不对称，但其外形轮廓却始终浑圆，光滑平整。如果见到双侧乳房外形明显不对称，一侧位置高，另一侧位置低；一侧乳房大，另一侧乳房小；一侧隆起，另一侧扁平，都属于异常情况。乳房发生病变都是在肿大的一侧乳房，如炎症、肿瘤、产妇乳腺积乳。有的一侧或双侧乳房肥大，下垂到脐基或下垂到耻骨联合处，如巨乳症。

✳ 4. 乳房的生理功能有哪些

（1）哺乳：哺乳是乳房最基本的生理功能。乳房是哺乳动物所特有的哺育后代的器官，乳腺的发育、成熟，均是为哺乳活动做准备。在产后大量激素的作用及小婴儿的吮吸刺激下，乳房开始规律地产生并排出乳汁，供小婴儿成长发育之需。

（2）第二性征：女孩自10岁左右乳房开始生长，是最早出现的第二性征。一般来说，乳房在月经初潮之前2～3年即已开始发育，也就是说在10岁左右就已经开始生长，是最早出现的第二性征，是女孩青春期开始的标志。拥有一对丰满、对称而外形漂亮的乳房也是女子健美的标志。不少女性因为对自己乳房各种各样的不满意而做整形手术或佩戴假体，特别是那些由于乳腺癌手术而不得不切除患侧乳房者。这是因为每一位女性都希望拥有完整而漂亮的乳房，以展示自己女性的魅力。因此，乳房是女性形体美的一个重要组成部分。

（3）参与性活动：在性活动中，乳房是女性除生殖器外最敏感的器官。在触摸、爱抚、亲吻等性刺激时，乳房的反应可表现为乳头勃起，乳房表面静脉充血，乳房胀满、增大等。随着性刺激的加大，这种反应也会加强，至性高潮来临时，这些变化达到顶点，消退期则逐渐恢复正常。因此，可以说乳房在整个性活动中占有重要地位。对于那些新婚夫妇及那些性生活不和谐者尤其重要的是，了解乳房在性生活中的重要性，会帮助您获得完美、和谐的性生活。

✳ 5. 乳房的血液供应特点有哪些

乳房的供血动脉主要来自乳内动脉和腋动脉。乳内动脉主要负责乳房内侧血供，同时还有乳房内静脉伴行，而乳房外侧则由腋动脉的分支供给。

乳房的动脉主要来自以下动脉。①胸外侧动脉：由腋动脉中段出发，沿胸大肌外侧缘走行，在女性则分出外乳动脉支，供血给乳房外侧部；②内乳动脉：即乳房内动脉，其穿通支由第2～4肋间间隙穿出，穿过胸大肌，供血给乳房内侧部。胸外侧动脉与内乳动脉分支以及相应的肋间动脉分支，在乳晕区有丰富的吻合。少数患者的胸外侧动脉缺如。极少数患者，胸外侧动脉是供血给乳头的唯一动脉，对这种病例做乳房外1/2切除并结扎胸外侧动脉，可引起乳头缺血坏死。③第3～5肋间动脉的前支分别由各肋间隙穿出，与胸外侧动脉及内乳动脉相应的分支吻合，供血给乳房下部。

乳房浅表静脉位于浅层浅筋膜的下面，用红外线摄影术便可显示。乳房浅静脉分为横行和纵行两种。向胸骨旁走行，在中线吻合，于胸骨旁穿过胸肌，注入内乳静脉，称为横行静脉；向锁骨上窝走行，注入颈下部的浅静脉，最后注入颈前静脉，称为纵行静脉。乳房深静脉的走向可分为3种途径：①内乳静脉是乳房的较大静脉，以第1第2和第3肋间的分支为最明显，这些分支注入同侧头臂静脉。②贵要静脉与肱静脉汇合而成为腋静脉，腋静脉接受乳房各分支，腋静脉注入锁骨下静脉和头臂静脉。③乳房的静脉直接注入肋间静脉，而后注入奇静脉。乳腺癌时，癌细胞可经上述3种途径经上腔静脉侵入肺脏，发生肺转移。

✳6. 乳房的淋巴回流特点有哪些

女性乳房淋巴管丰富，分为浅、深两组。浅组位于皮内和皮下，深组位于乳腺小叶周围和输乳管壁内，两组间广泛吻合。乳房的淋巴主要注入腋淋巴结，部分至胸骨旁淋巴结、胸肌间淋巴结和膈淋巴结等。

（1）乳房外侧部和中央部的淋巴管注入腋淋巴结的胸肌淋巴结，这是乳房淋巴回流的主要途径。

（2）乳房上部的淋巴管注入腋淋巴结的尖淋巴结和锁骨上淋巴结。

（3）乳房内侧部的淋巴管注入胸骨旁淋巴结，并与对侧乳房淋巴管相吻合。

（4）乳房内下部的淋巴管注入膈上淋巴结，并与腹前壁上部及隔下的淋巴管相吻合，从而间接地与肝上面的淋巴管相联系。

（5）乳房深部的淋巴管经乳房后隙继穿胸大肌注入胸肌间淋巴结或尖淋巴结。胸肌间淋巴结又称Rotter结，位于胸大肌、胸小肌之间，乳腺癌时常受累。乳房浅淋巴管网广泛吻合，两侧相互交通。当乳腺癌累及浅淋巴管时，可导致所收集范围的淋巴回流受阻，发生淋巴水肿，使局部皮肤出现点状凹陷，呈"橘皮样"改变，是诊断乳腺癌的重要依据。

❋ 7. 乳房的神经支配特点有哪些

乳腺受躯体神经支配。感觉神经包括乳房内侧支、乳房外侧支及锁骨上神经的分支。乳房内侧支和乳房外侧支分别来自第4～6肋间神经的前皮支和外侧皮支。此外，有交感神经纤维随胸部外侧动脉及肋间动脉至乳房，分布于血管、乳头及乳晕的平滑肌与乳腺组织。

自主的交感神经支配不引起人的主观感觉，但它控制乳房内的血流情况及皮肤下平滑肌的收缩。这些神经主要来源于第2~7肋间神经的外侧前皮支，其中以第4肋间神经的分支最为重要。如这一支神经受伤，乳头及乳晕区域的皮肤感觉就会减退或消失。乳腺癌根治术中分离胸壁与胸小肌时，应将此神经确认与分离，避免与血管一起被结扎。否则常出现患侧上臂疼痛。此外，术中亦应避免将各肋间神经的外侧皮神经支与血管一起结扎，否则易引起外侧皮肤疼痛。

❋ 8. 乳腺发育可分为哪几期

人的乳腺发育可分为如下7期。

（1）胚胎期乳腺：人类乳腺的腺体来源于外胚层，在胚胎第6周时，于胚胎有腹面，从腋下到腹股沟有6～8对乳腺始基形成2条带状"乳线"。在胚胎第9周时，除位于锁骨中线第5肋间的一对乳腺始基能保留并得到发展外，其余均退化。

（2）幼儿期乳腺：包括新生儿和婴幼儿两个阶段。新生儿期：不论男女，由于母体的雌激素进入婴儿体内，约60%的初生儿期乳腺有某种程度的生理活动。表现为乳腺肿胀、硬结，乳头可有乳汁样分泌物。一般在出生后3～4天出现，1～3周后逐渐消失。称为生理性乳腺肥大。镜下所见为乳腺增生样改变。婴幼儿期：婴幼儿期乳腺为静止状态。在幼年时乳腺仅含有短的分支形的导管，它随着全身的生长发育而生成。

（3）青春期乳腺：由于卵巢分泌大量的雌激素，加速了乳腺的发育，尤其是导管系统增长，脂肪沉着于乳腺，后者是青春期乳房增大的主要原因。

（4）妊娠期乳腺：导管进一步增长，其末端形成一些腺泡，成为复杂的管泡腺。妊娠末期，腺泡逐渐膨大，终于发育完全，准备哺乳。

（5）哺乳期乳腺：虽然妊娠中期乳腺已有分泌功能，但是正式泌乳开始在产后3～4天。分娩后，雌激素、孕激素水平下降，而催乳素作用相应增强，再由婴儿吮吸产生反射，催乳素分泌大大增多。在催乳素的作用下已经充分发育成熟的乳腺小叶开始持续性分泌乳汁。哺乳期乳腺小叶和乳管除具有分泌乳汁的功能外，尚有储藏乳汁的功能。

（6）绝经期乳腺：绝经前若干年，乳腺即全面开始萎缩，腺体缩小。但此时因脂肪组织增厚，乳腺体积反而增大。

（7）老年期乳腺：女性在50岁以后，乳管周围的软组织增多，并时有钙化现象。小乳管和血管逐渐硬化闭塞。

❋ 9. 乳房的生长发育过程是怎样的

女性的乳房，均经历婴幼儿时期→少儿期→青春期→月经期→妊娠期→哺育期→更年期→绝经期后的演变过程，从生长发育到退化萎缩历经几十年。

乳房从胚胎发育到儿童期，男女两性之间没有什么差别。婴儿在出生后3～4天内，其乳房往往有一定的增生现象和分泌功能，乳房会略见增大，有少量乳汁分泌，这是由于在分娩前母体的生理激素进入婴儿血液循环的缘故，属正常反应。5～7天后，乳房会恢复到静止状态。女性乳房一般从11～15岁开始发育，15

岁后进入乳腺发育最旺盛的青春发育期，乳房及乳头、乳晕逐渐增大，双侧或单侧乳头下出现盘状物，乳头、乳晕开始着色并逐渐加深，乳房逐渐发育成匀称的圆锥形。

乳房的发育过程主要是受到卵巢和垂体前叶激素的影响。其中最主要的是卵巢分泌的雌激素作用，能导致乳腺组织的增生。在雌激素和月经前分泌的黄体素的联合作用下，乳腺才得到充分的发育。当然在乳房发育过程中，还需要胰岛素、肾上腺素、催乳素乃至甲状腺素的参与，才能保障乳房的正常发育。

乳房的生长发育需要有各种激素的参与和相互平衡，因此仅靠片面地采用外部刺激乳房以期达到丰乳的效果是不科学的，也是不可能的。

❋ 10. 青春期乳腺是如何发育的

青春期，亦称青春发动期，为性变化从开始到成熟的阶段，历时4年左右。女性乳房在青春期前是处于静止状态的。乳房发育是女性第二性征成熟的一个信号。我国少女的月经一般在14岁前后来潮，在卵巢分泌雌激素的影响下，乳房明显发育。发育时，先是乳头隆起，乳头乳晕着色加深，以后乳头下可触及盘状物，腺体相继增大。此时，腺管及腺泡出现活跃的生理改变，乳房周围有纤维组织增生及脂肪沉积，乳房逐渐丰满、隆起。一般16~18岁乳房发育成熟，22岁停止发育。上述变化都是在内分泌系统控制下进行的，若雌激素刺激过强，乳腺组织反应又特别敏感，乳腺就可能全面肥大，若刺激和反应不均衡而局限于一处，就可能出现乳腺纤维腺瘤。

乳房发育良好，胸部丰满并非不雅。乳房发育良好是身体健康的表现，是值得庆贺的好事。母亲应及时向孩子解释穿胸罩的优点和如何选择使用胸罩来保护乳房的发育，这样孩子便不会因为乳房的发育而感到难为情，并及时佩戴合适的胸罩。

✱ 11. 妊娠期和哺乳期乳房有什么变化

现代的女性，婚育期实行计划生育，都可以生一至两胎，也能够让乳房在妊娠期及哺乳期发挥其应有的哺乳功能。在这两个特殊时期，乳房会出现一些特殊的生理症状。

妊娠期乳腺的变化一般从妊娠第8周起，乳房受黄体酮和雌激素的作用；乳腺开始增生，腺管伸长，第4~5个月时更为显著，乳腺明显增生，乳房体积增大，硬度增加。乳头及乳晕由于色素大量沉着而呈黑褐色，乳晕腺亦形成小的结节而显著突出，其中血管和淋巴管也显著扩张。孕妇体内糖类、脂肪和蛋白质的新陈代谢加快，乳腺合成活动开始加强，乳腺内所含脂酶、碱性磷酸酶和精氨酸酶等也增多，而这些酶类与乳腺合成各种分泌物有关。妊娠期的胎盘还分泌一定量的绒毛膜促性腺素、卵泡素和黄体酮等。这些激素也可促使乳腺不断发育胀大，至妊娠末期，乳腺开始分泌少量乳汁，挤压乳房时可有少许黄色乳汁流出，称为初乳。

在哺乳期，乳腺受垂体前叶催乳素的影响，腺管、腺泡及腺叶高度增生肥大、扩张，乳腺明显发胀，硬而微痛。扩张的腺泡上皮细胞是分泌乳汁的主要细胞，此时细胞为立方状或柱状，颜色苍白，其内充满脂性分泌物，分娩后3~4天开始泌乳。一经哺乳，乳房胀痛即消失。乳汁的分泌量因人而异。哺乳期的长短也有个体差异，有数月至数年，一般至9~10个月时，泌乳量开始减少，直至分泌完全停止。断奶后，乳腺腺泡变空、萎缩，细胞内分泌颗粒减少，末端腺管变窄变小。此时腺泡及腺管周围结缔组织再生，但再生数量远不足以弥补哺乳期中的变化，加上乳腺小叶变小，脂肪组织增多，乳房趋于下垂松弛。

由于乳房经历了妊娠期、哺乳期的重大生理变化，乳房虽然能缩小复原，但是乳腺组织已经发生了形态变化，腺泡变空萎缩，形成不规则的腺腔，而乳房内结缔组织的再生，又远远赶不上哺乳期中损失的数量，因此，乳房会出现不同程度的松弛下垂。

✤ 12. 绝经期和老年期的乳房有何变化

女性一般在45～50岁就进入更年期，卵巢功能开始减退直至停止，月经紊乱直至绝经。这时，乳腺也开始全面萎缩，由于乳房里腺体明显减少，腺小叶及末端乳管萎缩，变小或消失，脂肪组织反而堆积胀大，腺管周围纤维组织出现增生且加密，乳房的细胞间质呈现玻璃样变。到了老年期，乳管开始硬化，腺体组织退化或消失，而且可见钙化，小乳管、小血管闭塞。乳房的内部结构完全发生变化，基本上不再具备乳房应有的功能作用。随着年龄的增长，外观上来看乳房也是松弛、下垂、扁平的。

应该注意到女性更年期，也就是在绝经前后，是乳腺最"动荡不安"的时期，也是乳腺癌的高发时期。绝经后，乳腺开始全面萎缩退化，进入老年期时，也可以说是相对进入了"平静"的时期。但是，由于各种因素的影响，老年期女性乳腺癌的发病率也在不断地增加。

✤ 13. 影响乳房生理功能的内分泌激素有哪些

正常乳房的生长发育和泌乳功能是受内分泌系统直接控制和调节的。卵巢和垂体前叶对乳腺影响最大，对肾上腺、甲状腺也有一定影响。乳腺也间接受大脑皮质的影响和调节。卵巢主要分泌雌激素与黄体酮。雌激素促进乳腺管的生长发育，黄体酮促进腺泡的发育增大。在这两种激素的协调作用下，乳房逐渐发育丰满。

（1）对乳腺发生直接作用的激素

①雌激素：主要由卵巢的卵泡分泌，肾上腺和睾丸亦可分泌少量雌激素，妊娠中后期的雌激素则主要来源于胎盘的绒毛膜上皮。雌激素中生理活性最强的是雌二醇（E2）。在青春发育期，卵巢的卵泡成熟，开始分泌大量的雌激素，雌激素可促进乳腺导管的上皮增生，乳管及小叶周围结缔组织发育，使乳管延长并分支。雌激素对乳腺小叶的形成及乳腺成熟，不能单独发挥作用，必须有完整的

垂体功能系统的控制。雌激素可刺激垂体前叶合成与释放催乳素，从而促进乳腺的发育；而大剂量的雌激素又可竞争催乳素受体，从而抑制催乳素的泌乳作用。妊娠期，雌激素在其他激素如黄体素等的协同作用下，还可促进腺泡的发育及乳汁的生成。外源性的雌激素可使去卵巢动物的乳腺组织增生，其细胞增殖指数明显高于正常乳腺组织。雌激素还可使乳腺血管扩张、通透性增加。

②孕激素：又称黄体素，主要由卵巢黄体分泌，妊娠期由胎盘分泌。孕激素中最具生理活性的是黄体酮，其主要作用为促进乳腺小叶及腺泡的发育，在雌激素刺激乳腺导管发育的基础上，使乳腺得到充分发育。大剂量的孕激素抑制催乳素的泌乳作用。孕激素对乳腺发育的影响，不仅要有雌激素的协同作用，而且也必须有完整的垂体功能系统。实验表明，切除垂体的去势大鼠，乳腺完全缺乏对黄体酮的反应。孕激素可能是通过刺激垂体分泌催乳素，也可能是通过提高乳腺上皮细胞对催乳素的反应性而与其共同完成对乳腺的发育作用。

③催乳素：由垂体前叶嗜酸性细胞分泌的一种蛋白质激素。其主要作用为促进乳腺发育生长、发动和维持泌乳。催乳素与乳腺上皮细胞的催乳素受体结合，产生一系列反应，包括刺激α-乳白蛋白的合成、尿嘧啶核苷酸转换、乳腺细胞钠离子的转换及脂肪酸的合成，刺激乳腺腺泡发育和促进乳汁的生成与分泌。在青春发育期，催乳素在雌激素、孕激素及其他激素的共同作用下，促使乳腺发育；在妊娠期可使乳腺得到充分发育，使乳腺小叶终末导管发展成为小腺泡，为哺乳做准备。妊娠期大量的雌、孕激素抑制了催乳素的泌乳作用；分娩后，雌、孕激素水平迅速下降，解除了对催乳素的抑制作用，同时催乳素的分泌也大量增加，乳腺开始泌乳。此后，随着规律哺乳的建立，婴儿不断地吮吸乳头而产生反射，刺激垂体前叶分泌催乳素，从而使泌乳可维持数月至数年。催乳素的分泌受到下丘脑催乳素抑制因子与催乳素释放因子及其他激素的调节。左旋多巴及溴隐亭等药物可抑制催乳素的分泌；促甲状腺释放激素、5-羟色胺及某些药物（如利血平、氯丙嗪）等可促进催乳素的分泌；小剂量的雌激素、孕激素可促进垂体分泌催乳素，而大剂量的雌激素、孕激素则可抑制催乳素的分泌。

（2）对乳腺起间接作用的激素

①卵泡刺激素（FSH）：由垂体前叶分泌。主要作用为刺激卵巢分泌雌激素，从而对乳腺的发育及生理功能的调节起间接作用。

②促黄体生成素（LH）：由垂体前叶分泌。主要作用为刺激产生黄体素，从而对乳腺的发育及生理功能的调节起间接作用。

③催产素：由垂体后叶分泌。在哺乳期有促进乳汁排出的作用。

④雄激素：女性体内的雄激素，是由肾上腺皮质分泌而来。小量时可促进乳腺的发育，而大量时则可起抑制作用。

⑤其他：如生长激素、肾上腺皮质激素、甲状腺素及胰岛素等，这些激素对乳腺的发育及各种功能活动起间接作用。

✱ 14. 性爱能让乳房更健美吗

女性乳房不仅是哺乳器官，具有分泌乳汁、哺乳后代的功能，更重要的是它作为女性性器官的一部分，是女性性成熟的重要标志，参与整个性反应周期的全过程。

许多女性关心如何使自己的乳房丰满，却对怎样保持乳房健康，减少乳房疾病知之甚少，特别是漠视性生活与乳房疾病的密切关系，当性生活不和谐或女性长期性抑制时，确实会引起乳房的一些疾病。

女性乳房在性反应周期中的生理反应过程是：在性反应周期的初始阶段即兴奋期中，乳房对性紧张反应增强的最先表现是乳头充血、变硬、勃起，接着，在进入性反应周期的持续期阶段，由于乳房深部血管充血，整个乳房的实际体积会明显变大，同时乳头周围的乳晕部亦出现明显充血而变得肿胀发亮。进入高潮阶段，乳房体积增大达到高峰，未曾哺乳的女性尤其明显，比平时扩大接近25%之多，此时，乳房甚至出现颤抖现象，哺乳期中的乳房还可能喷射乳汁。高潮过后进入消退期，乳晕部肿胀迅速消退，恢复到常态，消退过程通常为5～10分钟，这是乳房血管充血迅速消退的结果。可以肯定的是，女性乳房在兴奋时充分的充血肿胀及高潮后迅速消退的过程，对保持女性乳房的健康具有重要的意义。

性生活不和谐会导致女性在性生活中难以达到高潮，这样乳房充血反应不充分，消退也缓慢，这种"夹生饭"的结果，使乳房常常处于持续充血状态，就会招致乳房疼痛和压迫感，时间久了，很可能酿成乳腺小叶增生症。

在乳腺小叶增生症患者中，有1%～3%的人可能转变为乳腺癌，事实上，在乳腺癌患者中，性功能低下、高龄未婚、高龄初产，以及孀居者的比例明显高于其他人群。

正常有规律而和谐的性生活对女性乳房健美来说是很有益处的，所以，夫妻双方应该互相交流性感受，不断提高性生活的质量，享受快乐健康的生活。

✳ 15. 性冷淡能诱发乳房疾病吗

性冷淡又称"性抑制""性欲缺乏"，不少已婚女子都存在着不同程度的性冷淡。性冷淡妨碍女性自身健康，可诱发许多乳房疾病。

（1）乳房胀痛：女性进入性兴奋时，乳房充血增大，达到性高潮时，乳房比平时增大1/4；得到性满足后，乳房充血消退恢复原状。这一过程一般为15～30分钟。有正常性生活的女性，乳房有充血、肿胀及消退的周期性变化，有利于促进乳房内部的血液循环。性冷淡的女性性欲长期得不到满足，乳房的充血肿胀不充分而易导致乳房胀痛。

（2）促进小叶增生：乳腺小叶增生又称乳腺增生症，是女性最常见的乳房疾病，约占全部乳房疾病的60%，多见于35～45岁，有少数患者可转变为乳腺癌。研究发现，性冷淡或性生活不和谐是乳腺小叶增生的重要诱发因素。不良精神刺激导致的郁郁寡欢、孤独焦虑则是乳腺小叶增生的催化剂。性冷淡心理长期处于抑制状态，致内分泌失调并缺乏调节，久而久之就容易患乳腺小叶增生。

（3）诱发乳腺癌：有资料表明，在乳腺癌患者当中，高龄未婚、性功能低下，丧偶女性的比例明显高于其他人群。这说明无正常性生活及性冷淡的女性患乳腺癌的危险性会大大增加。而长期精神压抑的女性易出现性冷淡，这些人容易诱发乳腺癌。

❋ 16. 乳房为什么会分泌乳汁

人类的乳房实际上是一个大的内分泌腺，这个腺体平时是不分泌乳汁的。从未生育过的女子，其乳腺处在非活动的状态下，如果用负压抽吸这个乳房，有时也有若干液体流出，但它和真正的泌乳不同，仅仅是一些组织液而已。人的乳房内有18个分叶和1组乳腺管系统，它们被脂肪和结缔组织所包围。乳房的大小主要与乳房中脂肪含量有关，所以乳房大小并不代表泌乳能力的大小。有的女子乳房小而较平，却具有很强的泌乳能力；乳房的形态与种族不同有关，但并不影响乳汁分泌。

女子处于青春期时，由于内分泌系统的发育成熟，开始月经来潮，乳房、乳头会明显增大，脂肪和结缔组织增加；在妊娠期，孕妇乳房的腺体、腺管极快地增加，分支增多，乳头的长度和外突度增加。这种改变是受孕期激素的影响，主要是受雌激素、黄体酮、催乳素等影响，在妊娠期最后3个月，有的女子已有初乳分泌。分娩后，胎盘排出，雌激素分泌急剧减少，而催乳素分泌增多，加上婴儿吮吸奶头的刺激，乳汁即源源不断地产生，供新生儿吸食。乳房泌乳量受母亲心理因素的影响。一些乳母听到孩子的声音，嗅到孩子的气味或见到孩子，瞬间乳房皮肤温度升高，乳头勃起，乳胀等现象，甚至出现射奶，称为泌乳反射；但有的乳母受不良心理因素影响，对给孩子喂奶惶恐不安，泌乳反射可受到抑制，或出现不泌乳的结果。

❋ 17. 月经周期对乳房有什么影响

在月经期乳房表面上看不出什么变化，但乳腺组织却和子宫内膜一样随着月经来潮呈周期性变化。在月经来潮前3～4天体内雌激素和孕激素水平明显增高，在这些激素影响下，乳腺组织活跃，腺泡形成，导管上皮明显增生，导管末端扩张并出现分泌物质存留，加上腺体间质充血水肿，因此，乳房明显增大、发胀，并出现疼痛。这种情况一般无须处理，待月经来潮过后疼痛即转轻至消失。一般月经过后的7～8天末端乳管及小叶，即明显退化，趋向复原。腺泡上皮及分泌物消失，小乳管萎缩、上皮脱落、乳腺组织水肿被吸收，乳腺变小变软至复原。上述乳腺由增生到复原的改变因人而异，有的腺小叶在月经周期中，仍保持静止状态，也有的在增生后不完全复原，这就可能形成临床上所称的乳腺增生症。

乳腺是雌性激素的靶器官，因此，在月经周期过程中，乳腺腺体组织随月经周期不同阶段不同激素的变化而发生相应的变化。在月经周期的前半期，受卵泡刺激素的影响，卵泡逐渐成熟，雌激素的水平逐渐升高，乳腺出现增殖样的变化，表现为乳腺导管伸展，上皮增生，腺泡变大，腺管管腔扩大，管周组织水肿，血管增多，组织充血。排卵以后，孕激素水平升高，同时，催乳素也增加。到月经来潮前3～4天，小叶内导管上皮细胞肥大，叶间和末梢导管内分泌物亦增多。因此，月经前可感到乳房部位不适，发胀，乳房变大，紧张而坚实，甚至有不同程度的疼痛和触痛，且有块状物触及。月经来潮后，雌激素和孕激素水平迅速降低，雌激素对乳腺的刺激减弱，乳腺出现了复旧的变化，乳腺导管上皮细胞分泌减少，细胞萎缩、脱落，水肿消退，乳腺小叶及腺泡的体积缩小。这时，乳房变小变软，疼痛和触痛消失，块状物也缩小或消失。数日后，随着下一个月经周期的开始，乳腺又进入了增殖期的变化。月经周期的无数次重复，使乳腺总是处于这种增殖与复旧、再增殖再复旧的周期性变化之中。

✹ 18. 乳头内陷怎么办

女性乳房是哺乳器官，乳头凸起位于乳晕中央，乳腺管均开口于此，它在人类繁殖、生息中具有重要作用；同时，乳房作为性征器官，直接参与构成女性优美的形体曲线，是美和爱的一个标志。乳头内陷原因较多，但大多由于乳头的乳晕平滑肌发育不良，乳头下缺乏支持组织撑托。值得注意的是近期才出现乳头内陷要提高警惕。

妊娠6个月后，孕妇每天要用小毛巾擦洗乳头1次，擦洗时用力均匀、柔和，勿伤皮肤。孕期做好乳房护理是保证母乳喂养的关键。经常擦洗可使乳头皮肤坚韧，喂奶时不易皲裂。注意勿用肥皂。乳房按摩可改善局部血液循环，促进乳腺发育。

乳头平坦或凹陷的应在孕期进行纠正，方法如下。

（1）伸展乳头法：将两拇指相对地放在乳头左右两侧，缓缓下压并由乳头向两侧拉开，牵拉乳晕皮肤及皮下组织，使乳头向外突出，重复多次。随后将两拇指分别在乳头上下侧，由乳头向上下纵形拉开。每日2次，每次5分钟。

（2）牵拉乳头法：用一只手托住乳房，另一只手的拇指、中指、示指抓住乳头向外牵拉，每日2次，每次重复10～20次。

（3）佩戴特殊胸罩：特殊胸罩为一扁圆形，当中有孔的类似杯盖的小罩，直径5～6cm，高约2cm，扣在乳房上盖住乳晕，乳头从中乳露出，施以恒定、柔和的压力使内陷的乳头外翻。

（4）用针筒抽吸乳头：取两个10ml的针筒，用橡皮管连接，卸去一个针筒的针栓，将此针筒套住乳头，回抽另一个针筒的针栓，吸出凹陷的乳头。

✳19．为什么说女性的乳房是重要的性器官

女性的乳房也是重要的性器官，在两性活动中占有重要位置。它不但是女性健美的一个方面，也是性敏感区。男性抚摸乳房，可以引起女性的情欲，并可刺激乳房生长。乳房和乳头具有丰富的神经末梢，刺激女性乳房可产生性兴奋。从物种来说，所有哺乳动物都没有像人类女性那样，整个性成熟期都保持乳房丰满；从进化来说，经过几十万年用进废退的演变，不负责哺乳任务的男性至今仍保留着完好的乳腺系统，一旦在雌激素、孕激素和催乳素的作用下，同样可以发育丰满和哺乳。

作为性器官的乳房，其主要作用是体现性感、唤起性欲并参与性活动的全过

程。乳房的性功能在女性体现得尤为明显，其作用毫不亚于阴道、阴蒂和子宫。在两性接触中，女性乳房具有极大的吸引异性的魅力和激发性欲的作用。男性往往渴求抚摸女性乳房，而女性也渴求被抚摸。有些女性仅仅由于对乳房，特别是对乳头的刺激即可引发性高潮。

从人体外观来说，乳房是女性的象征。所谓女性形体美的"前曲后曲"就是指丰满的乳房和宽大的臀部而言，这是女性着装时所能展示性别的重要标志。

乳房的形态在性反应过程中也有很明显的变化。在女性性反应中乳头勃起是性兴奋期的主要特征之一，由于充血，乳房可明显增大。即使在给婴儿哺乳时，乳儿的吮吸动作也是在促使子宫收缩的同时，给乳母带来性愉悦，如同性交时精液中前列腺素引起子宫收缩给女性带来的快感。细心的夫妻不难发现，许多男性的乳头，在性生活中也常常出现规律性的充实。至于利用乳房的视触感觉来唤起性欲和获得性高潮，更是早已成为人类性交时的必然举措。

女性对自己乳房的关注远不如对妇科检查那样及时和认真，妇科检查项目甚至可以不包括对乳房的检查。对乳房保健重视程度的不足，是包括乳腺癌在内的乳腺疾病日益增多的重要原因之一。如果每个人都能认识到乳房的本质是性器官，并且都能像对待生殖器官保健那样给予关注，就能从根本上遏制乳腺癌的上升趋势。

✱ 20. 女性乳房为何疼痛

许多乳房疼痛的患者由于一时找不到发病原因，就认为自己患了"乳腺癌"，并由此背上了思想包袱。其实，女性乳房疼痛的病因是很多的。近年来学者们研究发现，有不少颈椎病可以引起顽固性的乳房疼痛，其原因是颈椎退变，颈神经根受累所致。这种疼痛多为慢性，并与其他颈部神经根受累成正比。除乳房疼痛外，尚有胸大肌触压疼痛，以及颈、枕、肩、臂疼痛和不适，受累神经根支配区的肌力、感觉的改变等颈椎病的一般症状。X光片上常有退行性病变的征象，如骨刺、椎间隙狭窄等，尤以第六、七椎部受累最常见，而乳房本身无异常发现。

女性在不同时期由于生理变化引起的暂时性乳房疼痛，医学上称为生理性乳房疼痛。常见的有6种类型。①青春期乳房胀痛：女孩最早的乳房疼痛，一般在9～13岁发生。这时女孩乳房开始发育，先是乳头隆起，乳头下的乳房组织出现约豌豆到蚕豆大的圆形硬结，有轻微的胀痛。初潮后，随青春期乳房的发育成熟会自行消失。②经前期乳房胀痛：有半数以上的女性，月经来潮前有乳房胀满、发硬或压痛；重者乳房轻微震动或碰撞即可胀痛难受，原有的颗粒状或结节感觉更加明显。这是由于月经前体内雌激素水平增高，乳腺增生，乳腺间组织水肿引起的。月经来潮后，上述变化可消失。③孕期乳房胀痛：一些女性在妊娠后40天左右，由于胎盘、绒毛分泌大量雌激素、孕激素、催乳素，使乳腺增生，乳房增大，进而产生乳房胀痛，重者可持续整个妊娠期，不需治疗可自愈。④产后乳房胀痛：产后3～7天常可出现双乳胀满、硬结和疼痛。这主要是乳腺淋巴潴留，静脉充盈和间质水肿及乳腺导管不畅所致。防治方法是产妇尽早哺乳，有硬结时可在哺乳前热敷并按摩硬结；也可用吸奶器吸引乳汁，促使乳腺导管通畅。⑤人工流产后乳房胀痛：人工流产后，有些女性主诉乳房胀痛，并可触及肿块。这是由于妊娠突然中断，体内激素水平急剧下降，使刚刚发育的乳腺突然停止生长，造成乳腺肿块及乳房疼痛。⑥性生活后乳房胀痛：这与性生活时乳房的生理变化有关。性欲淡漠或者性生活不和谐者，因达不到性满足，乳房的充血、胀大就不易消退，或消退不完全。持续性充血会使乳房胀痛。因此，女性应重视良好的性生活，无性高潮或性欲淡漠者应去就医。

❋ 21. 什么是乳腺增生症

生理性的乳腺增生是女性的一个正常生理变化，主要是因为育龄女性卵巢处于一个正常周期性分泌激素的状态，这时候卵巢的靶器官——子宫和乳腺也呈现一个周期性的变化，子宫表现出月经周期，乳腺表现为月经前的增生。

病理增生可能与内分泌系统紊乱、性激素不平衡的长期作用有关，这些作用使导管、腺泡和间质的增生和复旧变化同时存在。这种生理性增生与复旧的不全，使乳腺发生纤维化引发乳痛，乳腺的组织结构发生紊乱，乳腺导管上皮和纤维组织不同程度的增生，末梢腺管或腺泡形成囊肿。不当的孕、哺史可造成体内激素水平受到干扰，导致复旧不全，社会、精神与饮食因素等生活规律的紊乱破坏内分泌调节的正常节奏，可能造成复旧不全。

乳腺增生症是乳腺正常发育和退化过程失常导致的一种良性乳腺疾病，本质上是由于乳腺主质和间质不同程度地增生及复旧不全所致的乳腺正常结构紊乱。其病理学形态多样、复杂，故临床命名不统一。国外文献通常称为乳腺腺病、纤维囊性乳腺病、乳腺纤维囊性改变、良性乳腺结构不良、硬化性腺病等。《疾病和有关健康问题的国际统计分类第10次修订版》（ICD-10）称之为乳腺囊肿、慢性囊性乳腺病、乳腺囊性增生病、乳房纤维硬化症、乳腺增生等。大中专医学院校常用的外科学教材中称之为乳腺囊性增生病或乳腺病。现在一般将上述名称统一称为乳腺增生症。

乳腺增生症是妇科常见、多发病之一，它既非炎症又非肿瘤，而是指乳腺上皮和纤维组织增生，乳腺组织导管和乳小叶在结构上的退行性病变及进行性结缔组织的增生为基本病理变化的一类疾病的总称。乳腺增生症的发病原因主要是内分泌激素失调。近些年来该病发病率呈逐年上升的趋势，年龄也越来越低龄化。据调查有70%～80%的女性都有不同程度的乳腺增生，多见于25～45岁女性。随着社会的发展和生育观念的改变，受过度晚婚、离婚、人工流产频繁、不愿哺乳、环境污染、精神紧张、社会责任加重等的影响，乳腺增生症的发病率有逐年增加的趋势。

乳腺增生症在病变发生和发展的过程中，与患者卵巢的内分泌功能密切相关。女性卵巢能周期性地分泌雌激素和孕激素。这两种激素是促进乳腺腺体发育、维持女性特性的主要激素。雌激素能促进乳腺腺体发育，孕激素又能使腺体组织成熟。在正常的情况下，两者在女性的体内呈相对平衡的状态。女性每次月经中期的排卵期前后，是雌激素分泌最多的时候，而排卵期前黄体素一直处于低水平，在排卵后1周出现分泌的高峰。两者在月经开始后又迅速下降，两者的变化周而复始地进行着。如果上述两种激素的分泌出现紊乱，包括有孕激素分泌正常，而雌激素分泌过多的"雌激素绝对过剩"，以及雌激素分泌正常，而孕激素分泌相对不足的"雌激素相对过剩"等多种情况，以致在月经周期中乳腺组织增生和复旧过程发生紊乱，久而久之便可形成疾病。研究发现，乳腺增生症的病变范围，不仅仅局限于腺体小叶内，有75%以上患者的病变范围位于乳腺的中、末导管内，因此用"小叶增生"的俗称来包括全部乳腺增生性疾病，显然是不够全面的。因此，采用乳腺增生症的名称进行诊断更为妥当。

在不同年龄组有不同特点，未婚女性、已婚未育、尚未哺乳的妇女，其主要症状为乳腺胀痛，可同时累及双侧，但多以一侧偏重。月经前乳腺胀痛明显，月经过后即见减轻并逐渐停止，下次月经来前疼痛再度出现，整个乳房有弥漫性结节感，并伴有触痛。35岁以后妇女主要症状是乳腺肿块，乳疼和触痛较轻，且与月经周期无关。用手触摸乳房可摸到大小不等、扁圆形或不规则形、质地柔韧的结节，边界不清楚，与皮肤及深部组织无粘连，可被推动。45岁以后常表现为单个或多个散在的囊性肿物，边界清楚，多伴有钝痛、胀痛或烧灼感。绝经后妇女乳房腺体萎缩，囊性病变更为突出。乳房疼痛的严重程度与结节的有无及范围无相关性，疼痛可向腋下、肩背部放散。少数患者可伴发乳头溢液。由于病因来自身体内分泌功能紊乱，故除乳房方面的症状外同时还可出现月经不规律、脾气不好、爱着急生气、爱出汗等症状。患者的情绪会受到影响，轻则情绪低落，心烦意乱；重则失去理智，自身难以控制。

近年来，各种乳腺疾病的发病率有明显的上升趋势，除了严重危害妇女健康的乳腺癌发病率增高外，女性乳腺良性增生性疾病，如乳腺纤维腺瘤、导管内乳头状瘤病等的发病率也有增高趋势，其中尤以乳腺增生症的发病率更有明显增高，已成为女性的常见病、多发病。调查表明，乳腺增生性疾病有明显的地域、职业和人群差异。此外，统计资料显示，女性乳腺增生性疾病的发病率明显高于女性其他疾病，乳腺增生症发病率日趋上升已是不容置疑的事实。

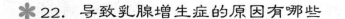

❋ 22. 导致乳腺增生症的原因有哪些

任何导致性激素或其受体改变的因素均可能增加乳腺增生症的患病风险，如年龄、月经史、孕育史、哺乳史、服避孕药史及饮食结构，以及社会心理因素等。

（1）内分泌因素：乳腺增生症多发生于30~50岁女性。致病原因主要为内分泌功能紊乱。雌、孕激素平衡失调，黄体素分泌不足，雌激素相对或绝对增多，以致月经周期中乳腺组织增生或复旧过程发生紊乱，使乳腺导管或腺上皮细胞增生，乳管扩张成囊状，形成肿块。据统计，未婚、未育、未哺乳或哺乳不良者容易发病，青春期前及绝经后极少发病。但有的女性，尤其是中年以后，为了皮肤美容，长期使用含雌激素的面霜，使体内雌激素水平相对增高，久之可诱发本病。乳腺性激素受体的质和量异常，可使乳腺各部分增生程度参差不齐。催乳素升高，会影响乳腺的生长、发育和泌乳功能，同时影响下丘脑-垂体-性腺轴功能。一般认为，引起内分泌激素失调原因是多方面的，如工作压力大、饮食结构的改变（高脂肪或高蛋白是合成体内激素的原料）、婚龄延期、婚后不生育或不哺乳等，都会造成内分泌功能紊乱。

（2）精神因素：随着社会在不断进步，每个人的待遇、机会各不相同，人们很难保持心态的平和，精神压力普遍增大。社会对每个人的要求都在提高，而女性面临的工作、人际关系、家庭等状况也不再像以前那样平稳，而是充满了不稳定的因素。一些女性因而出现由精神因素引发的内分泌失调、自主神经紊乱，导致睡眠不佳、脾气暴躁。精神紧张、情绪激动等不良精神因素容易形成乳腺增生，经常熬夜、睡眠不足等也会形成乳腺增生，而且这些不良因素还会加重已有的乳腺增生症状。

（3）遗传因素：调查表明，如果女性自己的母亲、姥姥患有乳腺增生症，那她患乳腺增生症的可能性就非常大。如果月经来得早（12岁以前），而30岁后才生第一胎或者从来没有怀孕或生产，患本病的危险性明显增加。

（4）饮食不合理：现在人们的饮食水平提高了，高糖、高脂、高热量的饮食造成了高血压、高血糖、肥胖等，这也容易使女性出现内分泌失调，使雌激素、黄体素分泌出现一定程度的紊乱。同时，由于食用含有过量激素的食品及过度服用营养品，也可刺激乳腺上皮的增生。饮酒和吸烟等不良生活习惯会诱发乳腺疾病。

（5）不良生活习惯：女性高龄不孕、性生活不协调、人工流产、夫妻不和、不哺乳等原因，造成乳腺不能进行正常的、周期性的生理活动。佩戴过紧的胸罩或穿过紧的内衣等。

（6）长期服用含雌激素的保健品、避孕药：人体长期过量摄入雌激素，将导致内分泌平衡失调，现在一些速生食品、人工饲养的水产及家禽使用的饲料中也多含有激素成分，长期食用也会导致乳腺疾病的发生。

✳ 23. 哪些人易患乳腺增生症

（1）精神压抑或受过剧烈刺激的人：精神刺激是本病的一大诱因，身心状态不佳，特别是郁怒伤肝，思虑过度，损脾结气，引起肝郁气滞、情志不畅一系列症状，如果长期处于身心不佳状态，就会引起气血逆乱，经络不畅，气滞痰凝血瘀而成核；还有女性因工作中遇到挫折困难，夫妻生活不和谐，工作和生活中有突变情况，精神受到刺激创伤时均可导致内分泌紊乱，导致体内雌激素水平升高，而引起乳腺增生症。

（2）外源性雌激素增多的人：滥用含有雌激素的保健品或长期使用化妆品、健美隆乳的丰乳保健品以及更年期女性长期过量使用雌激素均可引发此病。

（3）不哺乳或哺乳时间短的人：有专家曾经观察过哺乳时间与乳腺增生发病的关系，结论是不佩戴胸罩、产后不用母乳喂养、婚后不生育，这些都会影响人体正常的生理功能，导致内分泌紊乱，激素水平失衡引起乳腺疾病。

（4）城市居民：据统计，乳腺增生症在城市中发病率较高，农村则低于城市，究其原因与生活方式、生活条件、生活环境的不同有关。可能与城市居民饮食中高脂肪、高糖类、低纤维素有关，导致经常便秘从而化生湿热，促进激素的生成和释放。因此，调整饮食结构，提倡低脂、多品种蔬菜和高纤维的食谱可减少发生乳腺病的危险。

（5）从事脑力劳动的人：在普查中发现脑力劳动者的发病率高于体力劳动者，特别是知识分子如科研所、大专院校或机关工作人员中发病率较高。

（6）缺碘饮食的人：日常生活中，缺碘饮食可影响甲状腺素和泌乳素的水平，甲状腺功能减退，乳房发育差，长期甲状腺素偏低，泌乳素水平高均可促使乳腺病发病。

（7）伴有妇科疾病的人：临床观察中，部分患者既往有不同程度的卵巢及子宫疾病，说明生殖系统疾病的存在对本病的发生有一定影响。

（8）旧病失养，缺乏体育锻炼的人：患者愈后失养，过度饮酒、吸烟，不注意劳逸结合，使肝阴损伤，肝血不能灌养冲任使肝脏对人体雌激素的灭活功能降低，而致乳腺疾病反复发作，久治不愈。

✳ 24. 乳腺增生症是如何演变的

乳腺增生有很多类型，有的完全是生理性的，不需特殊处理也可自行消退，如单纯性乳腺增生症，有的则是病理性的，需积极治疗，尤其是囊性增生类型，由于存在癌变的可能，不能掉以轻心。乳腺增生症的发展是一个自然演变的过程。其发展速度的快慢，临床上可根据患者的不同病情、体征和细胞学改变，将乳腺增生症划分为4个等级。

1度：其包括"乳痛症"在内，属乳腺增生症的早期。该病变的病理提示，虽然乳腺小叶间的间质无明显的改变，但腺体小叶内导管数量却有明显的增加。临床检查中可以发现，患者的乳房内无明显的"肿块"性结节，或仅可触及米粒样的韧性结节，病变常常仅局限于乳房的外上1/4象限内。患者有典型的乳房胀痛症状，常表现为月经前加重，月经后可以获得缓解；症状严重者，疼痛无规律可循，甚至疼痛与月经无任何联系。

2度：属乳腺增生症的中度改变。临床上常可触及明显的结节，部分结节可出现触痛感。结节的病变范围可超过乳房的1个象限；病程较重者可涉及2个以上象限。临床检查所触及的结节或"肿块"不随月经的改变而出现变化。病理检查提示，乳腺小叶内导管的数量明显增加，小叶与小叶间的间质（结缔组织）增加，其周围出现明显的淋巴细胞浸润，或出现有条索样的增生组织。本期患者仍以乳房疼痛为主诉，虽然疼痛的程度较乳腺增生1度为轻，但疼痛较少发生，或疼痛不随月经改变而发生改变。

3度：本期病变又称纤维腺病期。临床检查可触及坚硬而又分布广泛的结节。结节大小不等，在病程长、病变较重的患者中，结节可分布于全部乳房。在结节中央区可触及质地较硬的腺体瘤样变的突出部分，需与恶性病变相鉴别。本期病变的患者，较少有乳房疼痛的主诉，乳房内的结节和"肿块"大小不随月经周期的改变而改变。病理检查提示，本病中的纤维组织增生超过了腺体导管的增生，使腺体导管受阻、变形，上皮细胞体积变小。病程严重者，可出现结节和肿块彼此分离的现象，其形态酷似恶性肿瘤。

4度：乳腺增生4度包括乳腺囊性增生症。本病系乳腺增生症的重度病变。患者的疼痛症状已不是本病主要的就诊原因。临床检查可触及形态各异的穿珠样或葡萄状结节；有的患者由于先期的结节和"肿块"已经发生融合，因此表现为结节数量多而且分布范围广，"肿块"的质地硬而且病程长。病理检查提示：腺体内导管出现明显的扩张，腺体及导管的上皮组织增生活跃，导管和腺体出现了大小不等的囊肿样改变，囊肿内充满无色、暗蓝色和棕色的液体。光学显微镜检查可发现导管和腺体的上皮出现实体改变，或呈现乳头状和筛状改变，如上皮细胞增生继续发展到不典型增生程度，则乳腺癌变的可能性就较大了。

患有1度乳腺增生症的患者，不必过分紧张，在日常生活中应做到情绪调节、生活调节和饮食调节并重，保持开朗、乐观的心情，调整生活规律，注意适当休息，解除烦恼和避免过度劳累；饮食要清淡，多吃蔬菜、水果等，尤其要多吃海带、紫菜类富含碘的食物，少吃刺激、油腻的食物。这些摄生方法有助于症状的缓解。患有2度乳腺增生症的患者，需首先请有资历的专科医师对自己的乳腺疾病做一次全面检查，包括使用有确切诊断价值的仪器做必要的辅助检查。在弄清自己乳腺病变的性质和分期等情况后，除了接受必要的短期治疗外，有必要学习和了解有关乳腺防癌的科普知识，并认真地、持之以恒地开展乳腺防癌的"自我检查"，一旦病变出现新的发展，应及时去医院接受检查。在专科医师的定期随访和患者自己的观察下，有望使乳腺病变出现一个较长的"症状稳定期"，也可能出现症状的消失、增生病变的软化等缓解现象。患有3度乳腺增生症的患者，经专科医师检查，排除了潜在的早期乳腺癌和隐匿性乳腺癌后，需接受1个或几个疗程的药物治疗，以观察病变部位的"肿块""片状肥厚"等体征的改善和临床症状的消失情况。若经治疗后，原先的大部分症状已经消失，或观察部位的"肿块""片状肥厚"等病变出现软化等，而在某一观察区域内的结节并没有发生同步软化，则在症状未改善时，需对该病变部位进行及时的手术活检，以明确该病变部位的病理性质，以免发生早期乳腺癌的漏诊可能。

❋ 25. 乳腺增生症有哪些危害

（1）月经失调：月经失调与乳腺增生也会有关系，可能大多数人都没有这样的认知，因为乳腺增生的发病原因主要还是内分泌激素失调，大多数患者表现出乳房胀痛、有肿块，但也有女性会表现出月经失调的症状，患者也应警惕月经失调带来的危害。

（2）经前经后疼痛：乳腺增生的危害严重者经前经后均呈持续性疼痛，有时疼痛向腋部、肩背部、上肢等处放射，患者往往自述乳房内有肿块，而临床检查时却仅触及增厚的乳腺腺体，有极少数青春期单纯乳腺小叶增生2年左右可自愈，大多数患者则需治疗。

（3）癌变：乳腺增生症的病理改变主要有小叶增生、腺病、囊性增生3种。表现为小叶和腺泡数量的增多，周围淋巴细胞浸润和小叶间水肿，末梢导管扩张及纤维结缔组织的增生，囊肿形成，囊内分泌物沉积，三种类型可混合出现或以某一种为主出现。我国的乳腺增生症患者主要表现为小叶增生和腺病，但是囊性增生在导管上皮增生活跃的基础上可发生恶变。由于乳腺增生症的病理形态复杂、多样，一般认为单纯的乳腺增生性疾病不属于癌前期病变，主要是在导管上皮高度增生和不典型增生的基础上发生癌变。乳腺增生与乳腺癌的发生机制有同源性，都与雌激素的比例失调以致靶器官受雌激素的长期刺激有关，临床中乳腺癌的癌周常伴有乳腺增生症。组织增生型一般在1～3年可自行消失；腺病型一般癌变率在1%以下，或有人认为不会癌变；囊性增生型恶变率较高，为3%～4%，因此有人认为它是一种癌前病变。

当发现患有乳腺增生症后，不要惊慌失措，要保持良好的精神状态和平和的心态，少食油腻和辛辣的食物，多食大豆制品、新鲜水果和蔬菜，注意劳逸结合，锻炼身体。当然，每年一次的乳腺检查是必不可少的，而且40岁以上的女性还应做乳腺钼靶X线检查，以便全面了解身体状况，并积极采取预防措施。由于乳腺增生症易复发，故应定期复查，以防癌变。

❋ 26. 乳腺增生症有哪些临床表现

乳腺增生症的主要临床表现是乳腺疼痛、结节状态或肿块，部分患者合并乳头溢液。疾病早期患者主诉的疼痛可为与月经周期相关的周期性疼痛，而乳腺囊性增生病者常为定位明确的非周期性疼痛。

乳腺结节状态包括颗粒状结节、条索状结节及局限性或弥漫性腺体增厚等，结节常为多个，可累及双侧乳腺，亦可单发。肿块一般较小，形状不一，可随月经周期性变化而增大、缩小或变硬、变软。伴乳头溢液者占3.6%～20.0%，常为淡黄色、无色或乳白色浆液，血性溢液少见。

乳腺增生症的发病年龄多见于30～40岁。在这一年龄段的患者人数约占全部发病总人数的75%左右。发病的病程长短不一，短则数月，长则10余年。近年来，在门诊工作中越来越多地见到20岁左右发病的少女，而且她们的临床症状明显，提示本病的发病年龄有年轻化的趋势。乳腺增生症的高发年龄组正是社会的中坚力量，由于身负着生活、家务、工作等的重担，她们的生活节奏快、负担重和工作处于高度的紧张状态，在照顾家庭和孩子之余，很少有空闲时间来关心自己的健康。

（1）乳房疼痛：乳房疼痛的性质以胀痛为主。乳腺组织因增生、水肿，致使乳腺叶紧张而出现以胀为主的疼痛。月经来潮，增生组织复旧，水肿消退，则紧张解除，疼痛消失。疼痛比较剧烈，凡走路、跑步、骑自行车时引起双乳抖动的行为，都可使疼痛加剧；或乳房疼痛较剧烈，而又无肿块可触及，痛无定处。乳房疼痛发生的时间，在绝大部分患者都与月经有密切关系，一般在月经前7天、10天或15天时开始疼痛，至月经前逐渐加剧，月经过后减轻或消失。病程长的患者，疼痛往往无规律。有的除月经期较好外，其他时间一直有隐痛；有的月经前反而不痛，经后则疼痛剧烈。痛甚者不可触碰，行走或活动时也有乳房疼痛。有些患者疼痛程度很重，甚至穿衣走路时都能使疼痛加重。但乳房疼痛的程度主要与患者的耐受力有关，而与病的严重程度没有正向关系。乳房疼痛的症状常不稳定，可在月经前加重，月经后缓解，甚至消失。也常在情绪变化、劳累、天气变化时加重，痛甚者可影响工作或生活。

（2）乳房肿块：初起阶段常以乳房疼痛为主，并无明显肿块可触及，如乳痛症。以后，随着增生的加剧，肿块逐渐出现。但肿块质地较软，月经来潮后，肿块可消失或变软，在这一阶段患者就诊的主诉是乳房疼痛，如小叶增生症型。随着病程进展，病理变化的深入，增生组织的增多，疼痛逐渐减轻，而肿块则逐步增大，质地变硬，如纤维腺病型、纤维化型等，这时，患者就诊的主诉以肿块为主，乳房虽有疼痛但较轻。恼怒伤肝，肝郁气滞，气滞不通，不通则痛，所以发病初期以乳房疼痛为主要表现。思虑伤脾，脾失健运，痰湿内蕴，痰瘀互结而成块，则乳房内肿块形成，这也是病理变化深入的一种表现。肿块的形态一般分为片状、结节状、条索状及各种形态混合存在的形式。①片块状：肿块呈厚薄不等的片状、盘状或椭圆形，边界清楚，质韧。②结节型：肿块呈扁平或串珠状小结节，形态不规则，边界欠清楚，部分融合，质韧稍硬。③弥漫型：肿块呈颗粒状分布超过乳房3个象限以上者。肿块大小不等，多数在1～2cm，大者可超过

4cm。肿块边界不清楚，质地中等或韧硬不坚，与皮肤和深部组织无粘连，推之可移，常有触痛。除合并大囊肿或腺瘤外，肿块的立体感差，此为乳腺增生症肿块的主要特点。肿块可于月经前期增大变硬，月经过后缩小变软。部分患者腋下淋巴结可肿大，但质地较软且光滑，偶有触痛。④混合型：肿块呈片块状、结节状、索条状或砂粒样混合存在，边界不清楚，质地坚韧。片状肿块常以外上方为主，条索状肿块则在下方部位较多，结节状肿块则在外上以及分散于各个部位为多，片状肿块在乳房脂肪较多时，常常触摸不清，而在小乳房则比较清楚，在其边缘，能捏起片状肿块，表面一般平滑，但有的可触及许多小结节，呈砂粒样隆起，大者可呈黄豆大，即通常称为"串珠"状。在结节性肿块中，常呈圆形、质软，有的则呈椭圆形或梭形、纺锤形等形态，表面光滑或稍感粗糙。

（3）月经失调：患者可见经期紊乱，经期提前，月经量少或色淡，经潮期迁延、淋漓不尽，可伴痛经。

（4）情志改变：患者常情志不畅或心烦易怒，每遇生气、精神紧张或劳累时加重；情绪稳定或心情舒畅时症状减轻。

（5）乳头溢液：个别患者可出现乳头溢液，常见于单侧或双侧多孔，呈乳汁样或浆液状；量少，清亮如水或淡黄色常见，且发生于多个乳腺导管的开口，多双乳同时出现。

（6）其他：临床上部分患者会伴有口苦，两肋作胀，不欲饮食，胃脘胀满不适，大便干燥，失眠多梦等症状。

❈27. 周期性一侧乳房胀痛不适说明了什么

女性一侧或两侧乳房胀痛或刺痛，以一侧偏重多见，疼痛严重者不可触碰，甚至影响日常生活及工作。疼痛以乳房肿块处为主，也可向患侧腋窝、胸胁或肩背部放射；有些则表现为乳头疼痛或痒。乳房疼痛常于月经前数日出现或加重，月经过后疼痛明显减轻或消失；疼痛也可随情绪变化而波动。

乳腺增生症是女性常见的多发病之一，好发于25～50岁，性情急躁、易怒，或性格内向的女性。乳腺增生症可以是乳腺间质的良性增生，也可以是乳腺管上皮增生，还可以是小叶实质增生，俗称为"良性乳腺结构不良"。

乳腺增生症除乳房疼痛外，还可有乳房肿块、乳头溢液、月经失调和情志改变等。

大多数乳腺增生症患者需要治疗，只有极少数青春期单纯乳腺小叶增生2年左右可自愈。还有少部分乳腺增生症患者长期迁延不愈，会发生乳腺良性肿瘤或恶性病变。

周期性一侧乳房胀痛不适还可能是患有乳腺纤维瘤、乳腺癌等疾病。

✳ 28. 乳腺增生症是怎样引起的

乳腺增生症的发病原因主要是由于机体内分泌功能失调所致，这一点已得到了学术界的共识。但是究竟是哪些激素在什么样的环境下发生了怎样的失调，尚无统一而明确的认识。

比较经典的病因学说是雌激素与孕激素平衡失调，表现为黄体期孕激素分泌减少，雌激素的量相对增多，致使雌激素长期刺激乳腺组织，而缺乏孕激素的节制与保护作用，乳腺导管和小叶在周而复始的月经周期中，增生过度而复旧不全，从而导致乳腺增生的发生。近年来，许多学者认为，催乳素水平升高也是引起乳腺增生的一个重要因素。此外，有研究表明，激素受体在乳腺增生的发病过程中也起着重要作用。

那么究竟是何种原因导致的内分泌功能紊乱呢？一般认为，神经、免疫及微量元素等多种因素均可造成机体各种内分泌激素的失衡。人类生存的外部环境、工作、生活水平、人际关系、各种压力等造成的精神压力均可使人体的内环境发生改变，从而影响内分泌系统的功能，进而使某一种或几种激素的分泌出现异常。比如，在长期紧张焦虑状态下，阿片能张力增高，神经传递介质环境改变，发生雌激素/多巴胺不协调，则导致催乳素（PRL）分泌增加，从而可能引起或加重乳腺增生。

中医认为肝肾两经与乳房关系最密切，其次是冲任两脉。肝郁气滞、情志内伤在乳癖的发病过程中有重要影响。平时情志抑郁，气滞不舒，气血周流失度，蕴结于乳房胃络，乳络经脉阻塞不通，不通则痛而引起乳房疼痛；肝气横逆犯胃，脾失健运，痰浊内生，气滞血瘀挟痰结聚为核，循经留聚乳中，故乳中结块。肝肾不足，冲任失调也是引起乳癖的重要原因。肾为五脏之本，肾气化生天癸，天癸激发冲任，冲任下起胞宫，上连乳房，冲任之气血，上行为乳，下行为经。若肾气不足，冲任失调，气血滞，积瘀聚于乳房、胞宫，或乳房疼痛而结块，或月经紊乱失调。

✳ 29. 乳腺增生症与生活方式密切相关吗

流行病学的调查结果令人有些吃惊：美国人食物中脂肪和动物蛋白为日本人食物的3倍，而美国人乳腺肿瘤的发病率恰恰是日本人的3倍。上海市的居民营养调查也表明，20世纪90年代动物性脂肪摄入比20世纪50年代增加了5倍，这与当地乳腺肿瘤的高发表现出明显的相关关系。

另外一项加拿大的研究则证明：低脂饮食可缓解妇女乳腺增生引起的周期性乳房胀痛。研究人员对19例病程5年以上的乳腺增生症患者进行测试。6个月后，低脂膳食组患者的月经前期乳房触痛和胀痛明显减轻。

在婚育、膳食和遗传等多种因素中，膳食和营养对乳腺疾病起着特殊的催化作用。摄入过高的脂肪和动物蛋白，以及饮食无节制造成的肥胖，促进人体内某些激素的生成和释放，刺激乳房腺体上皮细胞过度增生，是乳腺疾病的重要原因之一。此外还有研究发现，食物中的脂肪可能通过以下3种途径带来危害：①它可能成为脂溶性致肿瘤物的运载工具；②它为肿瘤增强剂提供来源；③它抑制免疫反应。

除去饮食，饮酒也被认为是乳腺疾病的大敌。有研究发现，女性每天饮白酒，患乳腺肿瘤的机会大幅度增加。此外，"病从口入"的还包括一些外源性激素，例如更年期女性服用的激素类药物、中青年女性服用的激素类美体产品等，也被认为是诱发乳腺疾病的原因。

✱30．乳腺增生症可做哪些常规检查

（1）现病史：患者乳房胀痛，亦有刺痛、牵拉痛或隐痛，可累及一侧或双侧。月经前加重，月经后减轻或消失。可见乳头溢液，伴胸闷不舒，心烦易怒。一侧或双侧乳房内可触及单个或多个肿块，好发于外上象限。

（2）既往史：医生需要了解患者的全部病情，患者及其家属需叙述完整、准确的病史。医生除了询问一般的病史外，还应注意乳腺疾病的特殊性，尤其是患者的发病年龄、饮食习惯、月经史、婚姻史、生育史、哺乳情况，以往有无乳腺疾病等；了解过去是否有乳腺、生殖系统及内分泌系统疾病，是否服用避孕药或服用含有性激素类药物。这将对于下一步需要做的体格检查、辅助检查项目的选择及明确诊断有着非常重要的意义。

（3）家族史：在母系家族中是否有患乳腺增生症、乳腺癌的患者，如母亲、姐妹、姨母等，若有则增加患病的危险性。

（4）年龄：通常情况下，不同的乳腺疾病有不同的好发年龄。例如，幼儿期发现乳房肿块，多为乳房异常发育症；乳腺纤维腺瘤的好发年龄为20～25岁；乳腺增生症以育龄期女性多见；急性乳腺炎常发生在哺乳期或妊娠期的女性；乳腺癌的好发年龄为45～50岁。

（5）月经：了解第1次月经来潮的年龄、月经是否规律、何时绝经、月经周期中乳房的变化等。月经初期年龄小于12岁，绝经年龄大于50岁的妇女，患乳腺癌和乳腺良性疾病的相对危险性较大。有相当部分乳腺疾病患者伴有月经失调，因此，月经是否规律能反映内分泌激素的情况。月经期前有乳房胀痛或可触及结节，月经过后乳房胀痛减轻或消失，肿块消失或缩小是乳腺增生症的特点之一。

（6）婚育：了解是否结婚、结婚年龄、第1次妊娠年龄、妊娠次数、生育次数、流产次数等。许多研究证明，单身、晚婚或婚姻维持时间短的患者与乳腺癌

关系较为密切。第1次妊娠年龄为35岁以上的女性，患乳腺癌的危险性高于无生育史的女性。怀孕后胎产次数多，患乳腺癌的危险性小。也有人认为，初产前的早期流产可能增加患乳腺癌的危险性。

（7）哺乳：了解哺乳时间、乳汁分泌情况、哺乳期有无急慢性炎症等。若母乳喂养，哺乳时间大于6个月，可降低乳腺癌发生的危险性。哺乳期乳汁分泌多少，反映乳腺组织在妊娠及哺乳期的发育程度和功能状况。

❋ 31. 乳腺增生症可做哪些体格检查

女性乳房是凹凸不平的，许多女性自己摸到肿块只不过是正常乳腺凸起的区域，在每次月经到来前，这些肿块会变得更加明显、更容易触及。

（1）体位：检查乳房时首先要有一个良好的环境和充足的光线，最好为自然光线。患者完全解开上衣，充分暴露两侧乳房，取坐位。姿势应坐正，正面对着医生，两臂自然下垂，对于乳房较大或肿块位置较深的患者，坐位检查后取仰卧位再进行检查。

（2）时间：检查的最佳时间是从月经来潮之日起的第7～10天，因为这时内分泌激素对乳腺组织的影响最小，如果有肿块等病变最容易被发现。

（3）顺序：一般先视诊再触诊先检查正常侧的乳房，再检查患侧的乳房。检查腋窝及锁骨上下淋巴结区域，先取坐位检查，再取仰卧位检查。乳房以乳头为中心划水平和垂直两线，分为内上、内下、外上、外下4个象限。检查时先按象限依次检查，然后再检查乳头、乳晕部。

（4）手法：检查时将手指并拢，用手指末两节的指腹平放在乳房表面轻柔按摸，切忌用手指抓捏乳房，否则会把捏到的正常乳腺组织误认为是乳房肿块。

（5）内容：①乳房外形。检查乳房首先要看乳房的位置。②乳房皮肤表面。检查乳房皮肤颜色、有无凹陷或水肿、有无溃口及浅表静脉扩张等。③乳头乳晕。检查乳头有无畸形、位置高低、有无内陷或破损等。④乳房肿块。要查明肿块位置、形态、大小、数目、质地、表面情况、边界、活动度及有无压痛等。

⑤乳头溢液。如乳头有溢液，先要了解是在无意中或胸罩上发现的自行性溢液，还是在挤压后出现的被动性溢液，并注意溢液的颜色性状。⑥区域淋巴结。检查时患者取坐位，医生一手托起患者的手臂，使其完全放松，另一手对腋窝及锁骨上区进行触诊。检查锁骨上淋巴结时也可站到患者背后进行触诊。

✳ 32. 乳腺增生症可做哪些实验室检查

乳房的辅助检查可以帮助和提高乳房局部检查的准确率，及时发现乳腺病变，对早期发现乳腺癌有较大意义。

（1）乳腺超声检查：对腺体丰富且年龄小于35岁的患者，首选彩色超声检查。超声检查对致密腺体中的结节和囊性、实性肿物的分辨率远优于乳腺X线检查。超声表现多为回声增粗、增强，内可见低回声结节，结节边界不规则，界线不清晰，后方回声无衰减或有轻度增强，彩色多普勒仅见少量点状或短棒状血流信号。实性病变呈局限性低回声，囊肿表现为无回声的液性无回声区，边界光滑锐利，有明显的病变后方回声增强效应。

（2）乳腺X线检查：X线检查是发现早期癌和微小癌的重要手段，对于微钙化的检查是其他影像学检查不能比拟的。可触及明确肿块的乳腺增生症患者中超过50%的X线检查表现为无明显边界的片状密度增高影或结节影，可伴有钙化灶。钙化常为较粗大沙砾状、杆状或小弧状，分布于乳腺局部，也可分布于整个乳腺腺体，但每平方厘米钙化数目均小于10个。也有部分病变呈腺体密度较均匀，形态可不规则，边缘模糊或部分边缘清楚。囊性肿物病变也表现为结节状影，密度均匀，边界清晰。

（3）乳管镜、乳管造影检查：针对乳头溢液的患者，可行乳管镜或乳管造影并结合细胞学检查进行鉴别诊断。

（4）病理学检查：针对体检和影像学检查发现的乳腺肿块、局限性腺体增厚，彩色超声检查发现的可疑结节，X线检查发现的微钙化，都需要进行病理组织学检查（空心针穿刺活检、细针穿刺细胞学检查或手术活检）进行明确诊断。

需要强调的是，病理学检查是诊断乳腺良、恶性疾病的金标准。因此，没有病理学依据而进行乳腺增生症的诊断是不科学的。

（5）MRI、CT：乳腺磁共振（MRI）、CT可作为对乳腺增生症进行定性并分型的辅助检查。磁共振能快速获得乳房内部结构的高精确度图像，无电离辐射，对人体没有不良影响。更适合乳房内多发小病灶，位置较深临近胸壁的病灶，以及置入乳房假体患者的检查，故彩色超声和乳腺X线摄影高度可疑病灶时，可进一步行磁共振检查。CT扫描尤其对致密乳腺腺体内肿瘤病变，乳腺后区及腋下、纵隔淋巴结有无肿大转移等的诊断有重大意义，并可发现一些微小病灶。

（6）激素检查：目前认为，乳腺病变如乳腺增生症、乳腺癌等均与内分泌激素水平紊乱有关。由于乳腺的生理功能受到下丘脑-垂体-卵巢轴的综合调控，体内激素的失衡是乳腺囊性增生发生的主要原因，所以可以进行血中雌二醇、黄体酮、卵泡刺激素、黄体生成素、催乳素、睾酮的检测。

✳ 33. 乳腺增生症的诊断标准是什么

临床上必须对女性乳房的生理性疼痛和病理性疼痛做必要的区分。须掌握的是女性乳腺在月经前出现的周期性的轻度疼痛，大多属于正常的生理性改变。而对于那些疼痛仅出现在月经前数天、疼痛的程度较轻、而且在月经来潮后又能迅速缓解者，不能草率地做出"乳腺增生症"的诊断。只有当患者在月经前出现较剧烈的乳房疼痛，月经后又不能获得明显的缓解，而疼痛持续的时间超过5～7天，并且月经前出现在乳房内的小结节和"肿块"无明显的缩小、软化等情况者，乳腺增生症的诊断才能成立。

（1）病理诊断标准：纤维组织增生是一个由轻到重不可逆转的渐进性增生过程，在一定程度上能反映出增生的程度和病程的长短，以导管、腺泡上皮及间质纤维组织增生的程度作为乳腺增生症病变连续进展的分类指标。①单纯增生型：小叶内无纤维组织增生，末梢导管增多，轻度导管上皮增生，导管上皮增生不超过4层；中度增生导管上皮超过4层常看管腔内形成上皮搭桥；重度增生导管增生呈实性，导管扩张，充满增生的上皮细胞。细胞形态、大小基本一致，分化良好，无异型性。②腺病型：在小叶增生的基础上，增生的纤维组织插入小叶内不完全的分隔末梢导管形成纤维小灶。当纤维组织导管及其上皮细胞增生显著时构成腺瘤样腺病。③纤维硬化型：在纤维腺病型的基础上小叶内增生的纤维组织扩展成大片的纤维化区，末梢导管被挤压成条索状。④囊性增生型：导管上皮增生活跃，小叶导管及末梢导管扩张成囊肿。⑤非典型增生：轻度非典型增生指上皮细胞增生在4层以上，可向管腔突出成乳头状或筛孔状连接成网，细胞极性存在，有轻度异型性；中重度非典型增生指管腔或腺腔扩大呈实性，或簇集成乳头状，细胞排列致密，形态、大小呈明显异型性。

（2）声像图标准：小叶增生型。回声增粗较强光点，呈颗粒状，腺体结构尚均匀。临床触诊为无明显界限的片状增厚的乳腺组织，颗粒结节感，质地略硬。腺病型。是腺体导管、滤泡上皮及周围间质纤维结缔组织增生，从而腺体小叶失去正常结构。小叶增大至互相融合成块，腺体内多个边界不清相对低回声区小于2厘米，腺体结构紊乱，回声不均，呈粗大光点，肿块呈实质性低回声团，边界清，规则或不规则，无包膜。囊肿型（囊性增生）。导管上皮增生，管腔扩张成大小不等的囊肿，囊肿内容物为淡黄色或透明浆液，触之有质地较硬的腺体小团块，表面欠光滑，边界清，可移动。超声可见乳腺结构紊乱，见多个液性无回声区，边界清，壁薄光整。

✱ 34. 乳腺增生症的诊断要点有哪些

（1）临床上有一侧或两侧乳房出现单个或多个肿块，多数伴有周期性乳房疼痛，且多与情绪及月经周期有明显关系，一般月经来潮前1周左右症状加重，月经过后肿块及疼痛明显减轻，且连续3个月不能自行缓解。

（2）排除生理性乳房疼痛，比如月经前轻度乳房胀痛、青春期乳痛及仅有乳痛而无肿块的乳痛症。

（3）临床体检乳房内可触及单个或多个大小不等的不规则结节，质地坚韧，多位于外上象限，结节与周围组织无粘连，可被推动，常有轻度触痛，腋下淋巴结不大。

（4）部分患者可有乳头溢液，呈黄绿色、棕色或血性，少数为无色浆液。

（5）病理检查：一方面表现为乳腺导管的囊性扩张，形成大小不等的囊肿；另一方面表现为导管上皮有不同程度的乳头状增生，小叶内和小叶间纤维组织也有不同程度的增生。

（6）利用钼靶X线或干板摄影、超声、热像图等辅助检测手段，必要时行肿块针吸细胞学检查及局部活组织病理检查，以排除乳腺癌、乳腺纤维腺瘤等其他良、恶性乳腺疾病。

❋35. 乳腺增生症需与哪些病进行鉴别诊断

乳腺增生症的临床表现并无特异性，很多乳腺良、恶性疾病都可以出现乳房疼痛及乳腺结节，因此鉴别诊断很重要。因此，需要结合患者的临床表现、辅助检查，尤其是病理学检查，并排除相关疾病后才能做出乳腺增生症的诊断。应对患者进行适宜的影像学检查和对可疑病变的病理组织学检查，以排除恶性病变。

（1）与乳腺纤维腺瘤相鉴别：两者均可见到乳房肿块，单发或多发，质地韧实。乳腺增生的乳房肿块大多为双侧多发，肿块大小不一，呈结节状、片块状或颗粒状，质地一般较软，也可呈硬韧。偶有单侧单发者，但多伴有月经前乳房胀痛，触之也感疼痛，且乳房肿块的大小形状可随月经而发生周期性的变化，发病人群以中青年为多；乳腺纤维腺瘤的乳房肿块大多为单侧单发，肿块多为圆形或卵圆形，边界清楚，活动度大，质地一般韧实，也有多发者，但一般无乳房胀痛，或仅有轻度经期乳房不适感，无触痛，乳房肿块的大小形状不因月经周期而发生变化，患者年龄多在30岁以下，以20～25岁最多见。此外，在乳房的钼靶X线片上，乳腺纤维腺瘤常表现为圆形或卵圆形密度均匀的阴影及其特有的环形透明晕，也可作为鉴别诊断的一个重要依据。

（2）与乳腺分叶囊肉瘤相鉴别：本病又名分叶型腺纤维瘤，肿块多为单侧发病，瘤体呈圆形或分叶结节状，质硬韧，边界清楚，瘤体巨大，可达20cm，推之可移动，极少数有压痛，少数患者可见腋下淋巴结肿大，有一小部分可恶变，但恶变率不超出10%，钼靶X线表现为巨大密度均匀肿块，周边可见细窄透明晕，瘤体四周血管扩张，恶变者可表现为肿瘤向周围组织浸润，边缘模糊。

（3）与乳腺分叶状瘤相鉴别：乳腺分叶状瘤是罕见的乳腺良性肿瘤，占所有乳腺良、恶性肿瘤的0.3%～1%，大多发生在50～70岁的女性，发病原因至今仍不清楚，也找不出发病的相关因素。它和乳房纤维腺瘤一样，来源于小叶内间质，不同的是乳腺分叶状瘤具有巨大的生长潜能，可以比纤维腺瘤大数倍，甚至占据整个乳房后，仍然向外膨胀性生长。它的特点是瘤体生长很快，在过去它常常以一个大得难以预料的肿块出现在临床。手术中和切下的标本肉眼观：是一个大的分叶状的肿块。形状怪异，质地较硬，肿块和正常组织间有明显的分界。它的周边正常组织如腺体组织和胸肌组织往往是受到推挤，而未受到浸润。有些很大的乳腺分叶状瘤内可见有囊性分隔。显微镜下，它是纤维上皮瘤，分支状增生的导管，被过度生长的乳腺间质所包围。它的主要成分是纤维，但细胞数目比纤维腺瘤更多，细胞可能会有一些异型。

（4）与乳腺导管内乳头状瘤相鉴别：乳腺导管内乳头状瘤是发生于乳腺导管上皮的良性肿瘤，不多见。根据其组织发生、临床表现和生物学特性不同，可分为大导管内乳头状瘤和多发性导管内乳头状瘤两种。它们的发病原因目前尚不清楚，有学者认为与雌激素的刺激有关。大导管内乳头状瘤的肉眼观，常发生在输乳管壶腹部和输乳管内，单发，可以见到一个乳头状的瘤体，凸起生长在一个呈囊性扩张的导管中。肿瘤与导管的内壁有蒂相连，瘤体一般在数毫米到1cm之间，1厘米以上的少见，导管腔内有淡黄色或带血性的分泌物。瘤体也可能呈分支状，有些乳头状瘤分支细，呈鲜红色，质脆而易脱落，有恶变可能。蒂的形状有粗短和细长之分。粗短的蒂显示肿瘤生长旺盛，恶变机会较大。多发性的导管内乳头状瘤发生在中小导管，切面往往呈半透明颗粒状。显微镜下的变化较多，基本可见的是被柱状上皮排列成分支的纤维血管蒂。它是乳头状结构的中心，外面是增生的间质与导管上皮形成乳头。一般细胞排列整齐，被覆上皮可增生成复层，有时可见筛孔样或实质性的图像，但细胞异型不明显，和乳头状癌不同。当显微镜下见到乳头的上皮呈高度增生、细胞排列较密集、细胞增大而大小不一、染色质深、核分裂增多时，要考虑癌变的可能。

（5）与乳房脂肪瘤相鉴别：乳房脂肪瘤是发生于乳房中的良性肿瘤，较为常见。它是脂肪组织呈瘤样生长，被结缔组织薄膜包裹而形成，多见于40～60岁的女性。一般它不会和乳腺癌发生混淆，肉眼观呈黄色，质软，但较正常脂肪组织质地稍硬，有透明薄膜包裹。显微镜下见成熟的脂肪细胞，细胞的大小形态较一致，细胞排列紧密，可见纤维组织伸入脂肪细胞内，构成分叶状结构。

（6）与乳房错构瘤相鉴别：乳房错构瘤是罕见的乳房良性肿瘤，由含量不定的脂肪、乳腺导管及小叶组织和纤维结缔组织构成。它常常是无征兆的悄悄增长的质地较硬的肿块，多发生于35岁以上的女性。发病原因尚不清楚，有的学者认为它的发生和妊娠期及哺乳期激素的变化有关。乳房错构瘤包括不同含量的脂肪组织、纤维组织、乳腺导管和小叶组织，包膜可以是完整的或部分的，它常比一般纤维腺瘤大，稍软或硬度相近，边界清楚，断面呈白色或粉红色，其内有多个呈岛形分布的黄色脂肪组织。因其内所含的各成分的比例不同，肉眼观也可以有不同。显微镜下可以见到瘤体由不同数量的间质和上皮成分混合而成；导管和小叶虽有不同程度的改变，但仍可以辨认；纤维和脂肪组织增生。

（7）与乳汁潴留囊肿相鉴别：本病多见于哺乳期女性，尤其好发于断乳后，乳房肿块一般为1～2cm，大者可达3～4cm，多数患者有轻微胀痛或沉重感，肿块边界清楚，表面光滑，质柔韧而有囊性感，肿块活动度好。钼靶X线摄片见圆形或椭圆形的透亮区，轮廓锐利光滑，呈脂肪样密度。常见于较深的乳腺部分。细针穿刺可抽得乳汁或黏稠乳酪样物。

（8）与乳腺导管扩张症相鉴别：常发生于45～52岁的中老年女性，常在乳头、乳晕及其附近部位出现细小的结节，乳头常溢出棕黄色或血性分泌物，有时可挤出粉渣样分泌物。

（9）与单纯性乳腺上皮增生症相鉴别：单纯性乳腺上皮增生症，因其以乳房疼痛为主症，故又称"乳痛病"。本病与乳腺囊性增生症完全不同，它是一种生理性变化，或者是后者发展过程中的最早阶段。是女性常见病，且多见于中青年女性，经绝期女性少见。男性极少见。

（10）与乳腺癌相鉴别：两者均可见到乳房肿块。但乳腺增生的乳房肿块质地一般较软，或中等硬度，肿块多为双侧多发，大小不一，可为结节状、片块状或颗粒状，活动，与皮肤及周围组织无粘连，肿块的大小、性状常随月经周期及情绪变化而发生变化，且肿块生长缓慢，好发于中青年女性；乳腺癌的乳房肿块质地一般较硬，有的坚硬如石，肿块大多为单侧单发，肿块可呈圆形、卵圆形或不规则形，可长到很大，活动度差，易与皮肤及周围组织发生粘连，肿块与月经周期及情绪变化无关，可在短时间内迅速增大，好发于中老年女性。此外，在乳房的钼靶X线片上，乳腺癌常表现为肿块影、细小钙化点、异常血管影及毛刺等，也可以帮助诊断。肿块针吸乳腺癌可找到异型细胞。最终诊断需以组织病理检查结果为准。

❋ 36. 乳腺增生症的病理表现是怎样的

乳腺增生症病变组织的大体标本为，病变呈弥漫性或局限性，质地硬韧而致密，色黄白或灰白，无包膜，切面可见有多个大小不等的半透明颗粒；如为囊性增生，则可见到小囊肿，囊壁大都平滑，囊内含有黄绿色或棕色的黏稠液体，有的还有颗粒状物或乳头状物向囊腔内突出。

乳腺增生在病理上，一方面表现为乳腺导管的囊性扩张，形成大小不等的囊肿；另一方面表现为导管上皮有不同程度的乳头状增生，小叶内和小叶间纤维组织也有不同程度的增生。

由于乳腺增生的组织形态复杂，所以其组织学分类方法也多种多样。比如，有的学者依据乳腺结构在数量和形态上的异常将其分为乳腺组织增生、乳腺腺病

（又分为小叶增生期、纤维腺病期及纤维化期）、乳腺囊性增生病3大类；也有的学者依据乳腺增生的基本组织改变将其分为小叶增生、纤维化、炎性、囊肿、上皮增生、腺病6种类型。也正是由于其组织形态学上的复杂性，所以才造成了本病命名上的混乱。

乳腺腺病患者的乳腺腺泡和小导管明显的局灶性增生，并有不同程度的结缔组织增生，小叶结构基本失去正常形态。分为3个亚型，即小叶增生型、纤维腺病型、硬化性腺病型。小叶增生型小叶内导管及腺泡均增生，纤维组织轻度增生，可见淋巴细胞浸润，小叶边界清楚；纤维腺病型小叶内腺管和纤维组织进一步增生伴淋巴细胞浸润，小叶结构紊乱，腺管上皮增生呈多层或形成乳头状、筛状甚至充满管腔，小叶内导管扩张形成微囊；硬化性腺病型小叶内纤维组织过度增生，致使管泡萎缩乃至消失，腺管受挤压扭曲变形，上皮细胞体积变小、深染，但细胞无异型。

乳腺囊性增生症患者的乳腺导管上皮增生，管腔扩大，可形成大小不等的囊肿，囊肿内容物多为淡黄色、无色或乳白色浆液。分为4个亚型，即囊肿、导管上皮增生、盲管型腺病、大汗腺样化生。囊肿主要由末端导管高度扩张而成，囊壁衬覆立方上皮；导管上皮增生为导管增粗，上皮细胞层次增多，管腔变小；盲管型腺病为小导管或末梢导管扩张形成，管腔一般无分泌物；大汗腺样化生囊肿内衬上皮呈高柱状、胞体大、核小而圆，位于细胞底部，游离缘可见小球形隆起物。

乳腺增生症的几种类型可单独存在，也可同时出现在同一患者的乳腺小叶内，各小叶的增生发展也不完全一致。

✳ 37. 什么叫乳腺导管或小叶的非典型增生

非典型增生是一个病理学概念。一般认为，从正常细胞发展到肿瘤细胞，都要经历一个这样的过程：正常→增生→非典型增生→原位癌→浸润癌，而非典型增生则是从良性改变到恶性改变的中间站，是由量变到质变的关键点，因此，将非典型增生称之为"癌前病变"。有资料表明，乳腺小叶或导管上皮的非典型增生患者罹患乳癌的概率是正常女性的5～18倍。但是，这并不意味着非典型增生就一定会发展成癌。如果对非典型增生进行积极的治疗与监控，其中的许多增生会停止发展，也有可能会发生逆转而恢复正常。所以，对非典型增生这一重要的病理阶段应给予足够的重视。

非典型增生的组织学特征：在上皮细胞高度增生的基础上，导管或腺泡上皮增生继续发展而形成乳头状、实性、筛状或腺型结构，且导管变粗、管腔扩大，细胞呈现一定的异型性，体积增大，细胞极性有不同程度的紊乱或消失，细胞的双层结构不明显。

非典型增生的程度可分为轻、重度，或称为Ⅰ级、Ⅱ级、Ⅲ级。随着程度的加重，细胞极性的破坏及异型性也相应增加，其癌变的概率也随之增高，至重度非典型增生时（Ⅲ级非典型增生），已与原位癌非常接近。

乳腺的非典型增生，可分为"异型导管增生（ALA）""异型小叶增生（ALB）"。前者指起源于末梢导管，包括小叶内、外末梢导管及小叶内末梢导管连接处的异型增生；而后者是指来源于小叶内末梢导管以下最小末梢盲管腺泡的异型增生。无论是异型导管还是异型小叶，均与乳腺癌关系密切，是乳腺增生症的一种特殊类型，是公认的癌前病变。

目前，不经过活检尚无法从普通的乳腺增生症患者中发现那些具有非典型增生的病例，因为通过临床体检及除病理之外的辅助检查，只能提供肿块影像学的证据，但没法提供组织学证据。通过免疫组化等方法研究乳腺非典型增生的生物学行为，可能会为乳腺癌癌前病变的研究提供一些帮助。

38. 乳腺增生症与乳腺癌的关系如何

由于乳腺增生症发病的主要原因是，患者体内存在着过剩的雌激素，表现为乳腺腺体的增生和复旧过程的失调，进而导致了乳腺导管上皮细胞的过度增生，这一病变过程与乳腺癌的发病又极其相似。实验表明，长期用含有雌激素的饲料喂养小鼠可诱发小鼠的乳腺癌，而长期给予雄激素者则可对抗乳腺癌的发生和发展。年轻女性因某些疾病切除了卵巢后，其患乳腺癌的可能性将会有相对减少。乳腺癌通常发生在绝经期前后的女性。因为此时女性体内的内分泌功能最为紊乱，临床上因重度乳腺增生性疾病，最终发生癌变的事实也是屡见不鲜的。因此，近年来对乳腺增生性疾病的癌变倾向，已越来越受到重视。统计资料显示，患乳腺增生症的女性罹患乳腺癌的概率高于正常女性；国际抗癌联盟的研究证实，在美国患乳腺增生性疾病的女性中，发生乳腺癌的机会是普通人的2倍，当地的文献资料有高达4.5倍或更高发病率的报道。人们已能明确地将重度乳腺增生症中的包括癌前期病变在内的疾病，从大部分良性增生性疾病中区分出来，给予积极治疗和及时的手术活检，用小手术避免大麻烦。

乳腺增生症与乳腺癌在流行病学上有许多共同的特点，两者发病的危险因素相同之处多于不同之处，如月经初潮早、绝经迟、首胎年龄大、胎次少、受教育程度高等。说明两者之间确实存在着一些内在的联系。

乳腺增生症与乳腺癌在临床方面的联系首先表现为两者在发病上的联系，如果乳腺癌患者中的一部分以往曾患有乳腺增生症，这可能说明乳腺癌是由乳腺增生症恶变而来；也可能是同一患者先患有乳腺增生症，而随着年龄的增长以后又患了乳腺癌。两者在临床表现上也具有一定程度的联系，如均可表现为乳房肿块或腺体增厚，乳头溢液等。有研究发现，乳腺增生中的乳房肿块较大者及双侧乳房发病者患乳腺癌的危险性增加。由于乳腺增生症与乳腺癌的临床症状及体征在某些不典型的病例中表现极其相似，可能会难以鉴别，因此，需要临床医生细心诊断，避免发生误诊。如果将乳腺癌误诊为乳腺增生症，则会使很多乳腺癌患者贻误早期治疗的时机而影响预后；如果将乳腺增生症误认为是乳腺癌予以切除，则使患者遭受不必要的手术创伤。

研究表明，乳腺增生症与乳腺癌在组织学上有一定的联系。其中，上皮增生特别是导管和小叶的非典型增生，是乳腺组织的正常上皮发展到癌的一个必经之路，因此两者之间在组织发生上具有相关性。此外，一些学者在乳腺原位癌旁找到异型小叶和导管，也为两者组织学上的联系提供了很好的证据。但是，多数学者认为，乳腺增生症中的小叶增生及腺病，不伴有明显的上皮增生者，一般不会发展为癌。

中医学认为，乳腺增生症（乳癖）与乳腺癌（乳岩）的病因病机具有相同的部分，如冲任不调，肝气郁结，气滞血瘀痰凝，经络气血阻塞，结于乳房而成肿块等，只是两者有程度上的不同。《外科真诠》指出，"乳癖，年少气盛，患一二载者，可消散；若老年气衰，患经数载者不治。宜节饮食，息恼怒，庶免乳癌之变"。因此，从中医防病治病的角度讲，患有乳腺增生症（乳癖）者应积极治疗，调整机体的气血阴阳，防止疾病进一步发展而成乳腺癌（乳岩）。

总之，乳腺增生症中的一部分可发生恶变成乳腺癌，对此应给予足够重视。其中，乳腺增生症中肉眼可见的大囊肿病，重度不典型性小叶或导管增生，导管上皮的汗腺化生，多发性导管内乳头状瘤（导管内乳头状瘤病）等恶变为乳腺癌的危险性大，故有人称为癌前期病变。因此凡患有乳腺增生症中的上述类型者要注意定期复查，必要时应进行手术治疗。

✱39. 乳腺增生症的治疗原则及疗效标准是怎样的

一般来说，当乳腺增生症症状较轻，仅有轻度月经前乳房胀痛，乳房内散在细小的颗粒样结节，其病情不影响工作与生活时，可用胸罩托起乳房以缓解乳房胀痛，不必服用任何药物，仅对其进行临床观察即可，若无明显变化，可每6个月至1年到专科医生处检查1次。当症状较严重而影响工作或生活时，则应分情况予以不同的治疗。常用的治疗方法有：中医中药治疗，如中药内治、外治、针灸等；西药治疗，如口服激素类药物、碘制剂及其他对症治疗药物；手术治疗，如乳房肿块切除术、乳房单纯切除术等。

乳腺增生症疗效标准如下。

（1）临床治愈：肿块消失、乳痛消失，停药后3个月不复发。

（2）显效：肿块最大直径缩小1/2以上，乳痛消失。

（3）有效：①肿块最大直径缩小不足1/2，乳痛减轻；②肿块缩小1/2以上，乳痛不减轻。

（4）无效：①肿块不缩小，或反而增大变硬者；②单纯乳痛缓解，而肿块不缩小。

在进行疗效统计时，一般统计其总有效率及总显效率。其中，前者含有效、显效及治愈率；后者是指显效及治愈率。

❋40. 乳腺增生症的最初证兆是什么

有些女性常感乳房分外肿胀，并隐隐作痛，因为没有其他不适，一般不去就医。有些人认为，这样可以增加女性的线条美。殊不知，肿胀、隐痛都可能是乳腺增生症的最初表现。有些乳腺增生症延误治疗甚至可能引起病变。

乳腺增生症约占全部乳腺疾病的75%以上，是最常见的一类乳腺疾病，发生于青春期开始以后的任何年龄的女性。

此病的临床表现以乳腺肿块、乳腺疼痛为基本表现，大约80%的患者有乳房疼痛的症状，多双侧，也可单侧疼痛。疼痛性质分为胀痛、刺痛、窜痛、隐痛或触痛。乳房疼痛的表现常不稳定，在月经前可加重，也常在情绪变化、劳累、天气变化时加重。乳房肿块是诊断乳腺疾病的主要依据，多数为多发，肿块大小不等，质地硬或硬韧，肿块不与皮肤粘连，肿块表面常不光滑，触之有颗粒感。除以上症状外，部分患者有乳头发痒、溢液及口苦肋胀、胸闷、厌食、月经紊乱等全身症状。

对此病可采取以下防治措施：①保持情绪稳定，减少精神刺激。据统计，85%的患者在患病前有不良情绪改变。精神刺激可致体内雌激素水平升高，内分泌紊乱。②注意劳逸结合。普查中知识分子集中的单位发病率较高，根据这一点，知识女性要特别注意劳逸结合。③坚持母乳喂养可减少发病，因为哺乳可降低乳腺增生症的发病率，还可减少流产次数，也可降低发病率。④药物治疗。中药治疗是目前主要的治疗手段，临床证明中药治疗效果很好。⑤手术。对乳腺增生疾病来说，局部切除手术不能达到治疗目的，更多地在于排除乳房恶性病变，对于肿块较硬，难以与乳腺癌鉴别时，行手术治疗以明确诊断是必要的。值得一提的是，一些临近绝经的女性随着绝经期的到来，增生部位会逐渐萎缩，但年轻的女性患乳腺增生症一定要抓紧治疗。

41. 乳房疼痛是不是就等于乳腺增生症

首先，发生在乳房的疼痛并不一定就是乳房的问题。比如发生于第2～6肋的肋骨骨膜炎可以表现为乳房疼痛，肋间神经疼痛也可以表现为乳房疼痛，胸肋部的带状疱疹（一种皮肤病）也可以表现为乳房疼痛，所以要认真仔细地检查疼痛部位。另外，乳房本身也可以随月经周期出现生理性疼痛，而这一疼痛在月经前明显，月经过后消失。青春期女性尤其多见，疲劳、情绪不佳时疼痛可能加重，这应考虑为生理现象，不能列为乳腺增生症范畴。不少女孩子对这一生理现象不了解，对疼痛产生了明显的恐惧心理，加上青春期的腺体较致密，尤以外上象限可以触到结节，很容易以为就是乳腺增生症。有不少人听别人说某种药可以治疗乳腺增生症，也不经医院检查就盲目用药，造成了不必要的思想负担及经济负担。

临床上有时也会出现乳痛症的诊断。乳痛症，疼痛一般呈持续性，没有周期，疼痛及肿胀一般是共存的，但触摸不到结块，较明显地影响了患者的工作和生活。这时虽然没有肿块也需要服用药物帮助缓解疼痛。

42. 为什么不能把乳腺生理结节当成乳腺增生症

在临床中，不少人只要触到乳房有结节就称为“乳腺增生”，这也是一般人认为乳腺增生症发病率高的一个主要原因。乳房有结节，可以是生理性的，也可以是病理性的。应如何区分呢?

首先，我们要注意患者的年龄。青春期发育的女性，尤其在月经前，乳房胀而有结节，此时的结节（乳腺小叶）一般多位于双乳外上象限腺体丰富的部位，呈对称分布，质地软韧适中。月经后虽不胀但仍可触到双乳对称性，质地软韧适中的结节，这是生理性的。即使无明显周期性或月经后仍有不适者也不可一概诊断为"乳腺增生症"。这样说并不是指青春期没有"乳腺增生"。在这个年龄段的发病者，有一部分与青春期过早行人工流产及随意服用避孕药有关系。一旦发生此病，则其增生结节质地不均匀，软韧硬度不一，且不对称，部位也不一定局限于外上象限。

绝经后的女性，腺体大部分已萎缩，乳腺质地柔软均匀，部分女性腺体并不一定退化完全，故仍可触到质地中韧，对称或不对称的乳腺残留腺体结节，这种情况也不要随意下乳腺增生症的诊断。

中年女性乳腺增生症高发，在经历了妊娠期、哺乳期后，乳房也发生了较大的变化。但仍要注意腺体结节的感觉，一般来说，质地均匀、部位相对对称、结节较小者，且又无不适应的表现，可以不考虑本病，只考虑为生理现象。

❋43. 乳腺增生症一定会发生癌变吗

不同病理学表现的乳腺增生症发展成为乳腺癌的危险性也不相同。其中乳腺囊性增生症的癌变率为1%～5%，只有活检证实为非典型性增生时其发生乳腺癌的危险性才会明显增加。但约有80%的非典型性增生患者终生都不会发展成为乳腺癌。目前，非典型导管增生及外周型导管内乳透状瘤被视为乳腺癌癌前病变。

在很多人看来，乳腺增生症也就是乳房有点胀痛，并不是病，因此也不会太理会。事实上，对于大多数早期乳腺增生症患者，的确不用太担心。乳腺增生本就是体内激素变化，出现不平衡而产生的，在月经前后出现，是正常的生理现象。但如果据此不把乳腺增生当回事，也是错误的。之所以会得乳腺增生症，根源还是在于体内雌激素与孕激素平衡失调，孕激素分泌减少、雌激素的量相对增多，致使雌激素长期刺激乳腺组织导致。

压力过大、含激素的化妆品使用过多、年龄较大而未婚、没有生育或未曾哺乳、肥胖、爱吃高热量高脂肪的食物都是诱发乳腺增生症的原因。而这些都和乳腺癌的诱发因素是一样的。因此，相比于其他人，乳腺增生症患者患癌的风险会高很多。可以说，乳腺增生时间越久，患癌的概率越高。

虽然乳腺增生症并不是乳腺癌的早期，也不是所有的乳腺增生症都会发生恶变，但一旦变得严重，或伴发囊肿，就不是简单的问题了，最好能6个月去医院检查1次，以更好地预防乳腺良性疾病发生恶变。此外，肿块增大、疼痛失去规律、乳头出现溢液、乳房皮肤出现橘皮样改变时，要及时就医。这通常是乳腺癌的信号，一定要提高警惕。

✳ 44. 什么是乳房囊性增生症

乳房囊性增生症是一种乳腺组织异常增生性疾病，属于中医学"乳癖"的范畴。其特点为乳腺小叶、小管和末梢导管高度扩张，呈囊肿样改变。这种病理性改变有恶变的可能，其癌变率为2%～4%，应予高度重视。

乳房囊性增生症是女性的常见病，多发生在30～50岁的女性，亦可见于青春期后任何年龄，绝经期后少见。由于本病有癌变的可能，故不少女性患了此病后，迫切要求诊治和排除乳腺癌。因此，乳房囊性增生症的诊治已成为外科医生的重要课题。

乳房囊性增生症的发生多因患者卵巢功能失调，黄体素与雌激素之比例失去平衡。黄体素分泌下降，雌激素相对增高，出现乳腺组织对卵巢激素反应不协调，导致乳腺组织增生和复旧的周期性过程发生病理性改变，因而也失去了黄体素对雌激素的抑制性影响，如末梢导管的不规则出芽、上皮增生，引起小管扩张和囊肿形成等。

乳房囊性增生症的发生与乳痛症一样，与肝、胃、冲、任等经脉关系密切，经常互相影响。肝胃不和者，其囊肿大小随着情绪变化增大或缩小。由于女性之乳，资于冲脉和胃经，冲为血海，隶于肝肾，肝气不舒，冲脉失调，故囊肿之体积常于月经前期增大，月经后缩小，乳房胀痛也可随之减轻。乳房囊性增生症与乳痛症均为乳腺增生性、慢性非化脓性疾病，属"乳癖"之患。故从中医学角度认为，两者的发病机制大致相同。

❋ 45．乳房囊性增生症的病理形态是怎样的

乳房囊性增生症在病理上是一种结构不良的变化，一方面是导管的囊状扩张，形成大小不等的囊肿。囊腔大小各异，小至针尖大，大至数厘米。囊腔内含有浆液性或血性液体，色呈淡黄、黄绿或棕褐色。另一方面是导管有不同程度的上皮增生，小叶和小叶周围组织也有增生。本病病理虽然多种多样，但各种形态变化都反映着乳腺小叶的增生和退化，腺管和腺泡增多，腺上皮和肌上皮增生。

镜下所见，乳房囊性增生症的小叶增生可为弥散性，也可为局限性。小叶内纤维组织呈中度增生及胶原化，失去其原有的疏松状态，并可与小叶间致密的结缔组织融合而使小叶边界不清。当小叶增生活跃时，上皮细胞肥大，数量增多，而使管腔变小，有时上皮细胞呈实性团块状充塞于小导管和小囊的内腔中。

末梢导管高度扩张，形成囊肿，囊壁上皮细胞可无明显变化，呈立方形或柱状。

小管上皮可正常或增生为两层以上，有的可出现分泌现象，有的则变扁或脱落，致导管扩张甚至形成小囊肿，内含分泌物。间质中可有淋巴细胞浸润。

近年来，按导管上皮增生的形态，将其分成4级，以示其与癌变的关系。值得注意的是，4级不同的形态可在同一乳房腺体中并存。

❋ 46．乳房囊性增生症有何临床特点

乳房囊性增生症多见于生育期性机能旺盛的中年女性，30～50岁为最多见，少数在20～30岁发病，尤以未婚女性或已婚未育或已育而未哺乳者多见；好发于发育差的小乳房，青春期前及绝经后无发病者。它的临床特点如下。

（1）肿块常为双侧，50%以上与周围乳腺组织没有很清楚的界线，但与皮

肤及筋膜无粘连。可触及单个或多个大小不等的结节，呈条索状或弥散的霰弹状。囊肿小者质硬韧；囊肿大者质较软，可有波动感。

（2）乳房胀痛程度不一，轻者不介意，重者可影响工作与生活。多数患者乳房疼痛程度与月经周期有密切关系，月经前后症状明显，并且疼痛多局限于病灶部位，而不波及肩、臂等处。

（3）病程冗长，常为数年。肿物生长缓慢，有时疼痛可自行缓解，肿物可变小变软。腋下淋巴结不肿大。

（4）部分患者可见乳头溢液，溢液为黄棕色浆液或暗褐色血性液体。乳头无内陷或偏斜现象。

（5）乳房囊性增生症常表现为阵发性，有恶变成癌的可能。

✳47. 乳房囊性增生症应做哪些检查

为了进一步明确诊断，除了询问病史及查体外，还应做一些必要的实验室检查及有关检查。

（1）针吸细胞学检查：乳房囊性增生症患者的乳房行肿块穿刺，抽吸液体少者，可直接涂片，干后，染色镜检。抽吸液体多者，可离心后取沉淀物涂片检查。

（2）活检冲口抽吸物中见散在和成团的细胞间变，要考虑取活组织切片检查。

（3）X线检查：本症的X线影像表现为导管扩张或呈大小囊腔，囊腔内可见小的充盈缺损。

✳48. 对乳腺增生症的认识有哪些误区

误区一：胀痛且有肿块就是乳腺增生。乳房胀痛是很多女性都曾有过的感受，特别是在经期前后，由于雌激素上升，乳房会有一定程度的肿胀。其实，月经前后的"乳腺增生"并不是乳腺增生症。在临床上，一般要观察2～3个月经周期才能诊断乳腺增生症。有报道曾称："调查显示，女性乳腺增生患病率100%。"其实，如果某种疾病在普通人群中患病率为100%，那它就不是异常，而是一种正常状况。就乳腺增生症而言，从临床观察来看，其患病率远没有人们想象的那么多，虽然早期自查非常重要，但一有肿块或胀痛就担心得了乳腺增生症是没必要的。

误区二：乳腺增生症是癌前病变。近些年，公众对乳腺癌的关注度也越来越高，防病意识越来越强。但需要提醒的是，乳腺增生症并不是乳腺癌的"癌前病变"。很多女性戴上"乳腺增生症"的帽子后，心里特别紧张，害怕自己早晚会得乳腺癌，其实大可不必。早在2003年，世界卫生组织制定的乳腺疾病病理学诊断标准就提出，乳腺的单纯增生不是癌前病变。真正的乳腺癌癌前病变是乳腺的非典型增生。无论是乳腺增生还是非典型乳腺增生，都需要病理学诊断才能确诊。

二、防治乳腺增生症从起居养生做起

✳ 49. 患有乳腺增生症的女性应注意什么

患有乳腺增生症的女性，更应特别注意乳房的保健。首先应注意改变生活中的一些环境因素和行为因素，从根本上防止乳腺增生症的进一步发展。如调整生活节奏、减轻各种压力、改善心理状态；注意建立低脂饮食、不吸烟、不喝酒、多活动等良好的生活习惯；注意防止乳房部的外伤，等等。

在乳腺增生症的治疗过程中，要积极配合医生的诊断治疗。应在自己信任的某医院或某专科医生处相对稳定地治疗一段时间，不要频繁更换就诊医院，以免因医生不了解全部病情而重复检查或做出不正确的处理；应坚持服用医生开具的药物，治疗完规定的疗程，不要因一时没有见到明显的疗效而轻易放弃原疗法，又重新开始新的方法；在治疗过程中，严格遵守一些宜忌原则，如服用中药期间应忌食生冷、油腻、腥发、辛辣等食物；有些活血化瘀药物在月经期应停止服用；在治疗过程中如出现感冒及各种感染性疾病时，先治疗新出现的急性病，再治疗乳腺增生症。乳腺增生是一个慢性过程，所以治疗不是吃几天药就能立即解决问题的。患者应注意观察自己病情的变化，随时与医生交流自己治疗后的感受；在治疗间歇期间，应学会自我检查方法，发现问题及时就诊；至少每6个月到经治医生处体检1次，以使那些细小的变化能够在较早期被检出。

由于乳腺增生症患者中的年龄较大、病史较长、肿块较大且硬、肿块与月经关系不甚明显者，有乳腺癌家族史者，特别是曾经活检证实为乳腺非典型增生者，比较容易发生恶变，所以这样的患者应较普通乳腺增生的患者更为警惕，必要时可考虑手术活检。

乳腺增生症患者还应注意的是要对疾病有一个正确的认识。既不能以无所谓的态度对待它，认为它不妨碍生活和工作而不予理睬，又不能过分紧张，总是害怕它会在某一天恶变成癌而惴惴不安。试想，如果一个乳腺增生症患者不重视自己的疾病，也从不认真检查治疗，使得疾病继续发展，则自己的病痛无法解除，而且发生了变化也浑然不知，这对健康是十分不利的；而乳腺增生症患者若过于看重自己的疾病，甚至有了"恐癌症"，假如从30岁左右就患了乳腺增生症，则要在这种担忧中度过几十年，那也是有害无益的，而且这种心理负担可能还会加重病情。只有正确地看待疾病，才能做好疾病的康复保健，有效地防止乳腺癌的发生。

❋ 50. 如何正确选用胸罩

正确地选用胸罩，不仅是为了点缀女性特有的曲线美，更重要的是通过佩戴胸罩以衬托、固定乳房，避免乳房的过分摇动而引起松弛、下垂，甚至发生病变。

选用合适的胸罩包括以下几个方面：首先要根据个人的身体和体形及乳房的大小，选用松紧度和大小适中的，佩戴起来既不会太紧又不会太松的胸罩。因为太松或太大的胸罩起不了依托固定乳房的作用。有些女性乳房体积较小，担心佩戴胸罩后会影响乳房的发育，所以选用很松的胸罩甚至不肯佩戴胸罩，这样就使乳房失去依托，容易引起下垂甚至变形。更有些少女怕别人说她乳房太小而缺乏女人的魅力，盲目地佩戴大号的胸罩代替乳房，以达到遮盖乳房小的目的。如此实质上乳房只是非常松弛地藏于胸罩内，同样是没有起到依托固定的作用。因此，太松太大的胸罩是不能对女性乳房起到生理保健作用的。那么，胸罩太小、太紧又怎么样呢？胸罩太小、太紧使乳房明显受压迫，影响乳房的局部血液循环，使乳房及其周围组织器官的生长发育受到阻碍，出现扁平胸，甚至会使乳头凹陷，造成污垢积聚，引起非哺乳期乳腺炎，所以要善于选用外形与自己乳房形状相似的胸罩。目前全世界多流行外凸型和锥状型两种胸罩，这两种型的胸罩多与乳房形状相似。平坦型的胸罩由于其佩戴在身上后，向后直接压迫乳晕，容易引起乳头凹陷，而且失去了女性特有的曲线美，所以，最好不要选用。另外要注意选用质地软、吸汗性能好、不易引起皮肤过敏，而又易于清洗、易干的胸罩。

❋ 51. 怎样使乳房丰满

有许多女性由于受各种因素影响，乳房达不到健美的标准。胸部扁平，乳房有欠丰满，不仅没有曲线美，而且可能使生育后乳汁稀少和哺乳困难。选用以下措施可使乳房丰满：

（1）增加营养：锌元素可促进人体生长和乳房发育，而且是性特征及性功能的催化剂。故青年女性多吃含锌的肉类及核桃仁等食品，可使乳房丰满。

（2）加强锻炼：运动员和舞蹈演员，由于经常舒胸展臂，胸肌得到锻炼，乳腺导管也得以充盈，故乳房丰满健美。乳房小的姑娘如能多做丰胸体操、跳迪斯科，乳房会逐渐丰满。

（3）按摩：经常按摩乳房可刺激副交感神经系统，使脑垂体和卵巢分泌激素的功能得到加强，从而促进乳腺和滤泡发育旺盛。按摩乳房早晚各2次，每次5~10分钟，连续15天后即可见效。

❋ 52. 乳房自我检查有何技巧

乳房自我检查分3个步骤。

（1）镜前检查：首先，您站在镜前，裸露上身，双臂垂于两侧，观察自己乳房的外形。熟知自己正常乳房的外观很重要，乳房的外观一旦有什么异常，就可以察觉出来。不过，一侧乳房比另一侧稍大，并非不正常现象。接着，将双臂举过头顶，转动身体，察看乳房的形态是否有变化。然后，双手叉腰向右向左慢慢旋转身体，察看乳头及乳房是否有凹陷、红肿或皮肤损害。最后，将双手掌撑在臀部，并使劲向下压，同时转动身体，这样会使乳房的轮廓显得清晰。注意观察乳房的形态有无异常变化，如发现异常变化，需要与另一侧进行比较，察看双侧乳房是否对称。如果不对称，则要提高警惕，及时就医。

（2）立位或坐位检查：首先，将您的左手举起放在头后，再用右手检查左侧乳房。乳房检查的正确范围：上到锁骨下，下至第6肋骨，外侧达腋前线，内侧近胸骨旁。检查的正确手法：3个手指并拢，从乳房上方12点（将乳房比作一个时钟）开始，用手指指腹按顺时针方向紧贴皮肤做循环按摩检查，每检查完一圈回到12点，下移2厘米做第2圈。第3圈检查，要检查整个乳房直至乳头。检查时手指不能脱离皮肤，用力要均匀，掌握力度为以手指能触压到肋骨为宜。此法被称为指压循环按摩法。检查完左侧乳房后，将右手举起放在头后，用左手检查右侧乳房，检查方法同上。当检查完整个乳房后，用示指、中指和拇指轻轻地提起乳头并挤压一下，仔细查看有无分泌物。如果发现有分泌物，则应去医院做进一步检查。

（3）卧位检查：身体平躺在床上，肩下垫只小枕头或折叠后的毛巾，使整个乳房平坦于胸壁，以便于检查乳房内有无异常肿块。由于坐位或立位时乳房下垂，特别是体型较胖的女性，容易漏检位于乳房下半部的肿块，所以卧位检查同样是十分必要的。检查的范围和手法同坐位或立位检查相同。另外一点，还要注意感触腋窝里是否有肿块或淋巴结肿大，这有时候也是乳房病变的一个象征。

✱53. 自我检查乳房时要注意什么

做检查时，双手一定要清洗干净，指甲要剪平，以免刮伤皮肤，还可以在乳房上先抹上一些润滑油，易于滑动检查。动作要轻柔，从观察到触诊细心地进行乳房及腋下的检查。

如果真的发现自己乳房有肿块，首先不要惊慌失措，大多数的肿块都不是恶性的，而是常见的良性肿瘤。但是，自我检查时若发现肿块，也千万不要掉以轻心。触摸到肿块时应立刻找医生检查，医生将会详细做腋下、乳房的检测，也会安排乳房X光扫描及超声诊断，以确定肿块的存在和病变的可能性。

乳房胀痛是乳腺增生症的早期信号。女性有时候感到乳房分外的肿胀，并隐隐作痛，但没有其他不舒服，所以一般都不会去就医。有些女性甚至认为这是乳腺在发育，可以增加女性的线条美。但是，应想到肿胀、隐痛都可能是乳腺增生症的最初表现。其实，乳腺增生症约占乳腺疾病的75%以上，是最常见的一类乳腺疾病，发生于青春期开始后的女性。

✿54. 在乳腺增生症高发年龄段应注意什么

乳腺增生症好发于中年，少部分可见于青年。不少现代女性都懂得一些自我保健的方法，对于乳腺增生症许多人都会说是因为内分泌失调。其实内分泌失调，除卵巢性激素失调外，还包括了甲状腺、肾上腺皮质、垂体等内分泌腺的功能失调，所以临床上经常可以看到乳腺疾病的患者可以同时出现甲状腺疾病、糖尿病、妇科肿瘤及其他和内分泌有关的疾病等。最明显的是甲状腺功能亢进，可以在紧张、劳累等因素影响下诱发。

如果对乳腺疾病，特别是对乳腺增生症的相关因素有一定的了解，比如，注意避开易发因素，无疑可以降低其发病率。现提出几点注意事项。

（1）保持良好的精神状态：情绪波动可以使人体内分泌发生变化，中医认为怒伤肝，思伤脾，在乳腺疾病中表现突出，所以应尽量避免刺激因素，即使不可避免也应尽快调节。

（2）保持良好的生活规律：过于忙碌使生活无节奏，长期违反生理规律也可以产生副效应。

（3）保持良好的饮食习惯：包括饮食时间的规律，饮食结构的合理。

（4）遵循生理规律：如过多的人工流产、人为不哺乳、性生活不和谐等，都可以对女性产生不良影响，需要引起重视。

❋ 55. 便秘对乳腺增生症有什么影响

大便正常，包括大便形状规则，排便次数规律。在乳腺增生症的患者中，有不少伴有大便异常的表现，尤其是便秘，有的是习惯性，有的是月经前、月经期表现突出。

虽然便秘对乳腺增生症的影响因素未有明确解答，但从临床上的观察来看，它们之间有相互影响。主要表现在便秘加重了乳腺增生症的疼痛症状，同时应用通腑通便的药物治疗后乳腺增生症的症状能得到较好的缓解。有资料显示粪便在肠道内积聚过久，细菌大量繁殖，能分泌一种使普通细胞转变为癌细胞的物质，促使结肠、直肠的癌变，也可能诱发乳腺癌。同时便秘大多因饮食习惯、作息习惯不良导致，其中高脂饮食因素得到了公认。它可以使肠道中的细胞通过代谢将来自胆汁的类固醇物质转变成致癌的雌激素，从而诱发乳腺癌。以上因素同样符合乳腺增生症的病因。

中医认为六腑以通为用，大肠属腑；乳房原不归属六腑，但由于其生理功能以泌乳为主，也以通为用，从广义上讲可理解为属腑的功能。同时现代医学也认为乳房是人体最大的皮肤腺体，肺主皮毛，肺与大肠相表里，便秘是大肠功能失调的一种表现，通过通便可以达到通腑的治疗目的。比如：产后患急性乳腺炎的妇女，乳汁不通畅，乳房疼痛、发热，大便不通畅，中医在辨证后可以采用清肝胃热、通乳的方法，通便泻热达到治疗目的。同样，对经前乳房胀痛明显而大便欠通者，可以适当地使用通便的药物，对疼痛的缓解很有帮助。

❋ 56. 性生活可以减少乳腺增生吗

乳房是女性重要的性器官之一，但是很多人对它的了解却不多。临床上，不少女性因患了乳腺小叶增生，时常感到疼痛而回避性生活，其实，这种做法适得其反。

中医学认为，乳腺小叶增生系肝气郁结，痰凝气滞所致，与情绪不快，精神抑郁等因素有关。假如夫妻之间有美满的关系，性生活协调和谐，则可保持心情舒畅，肝气畅达，气血调和，则乳腺小叶就不容易增生。因此，从中医角度来说，和谐的性生活是预防乳腺小叶增生的重要措施。

从西医角度看，性生活也有助于降低乳腺小叶增生的发生概率。这是因为在性生活中，乳房会发生一系列周期性变化：在性兴奋期，乳房静脉充血，体积增大，变得更丰满；在性爱过程中，乳晕充血，乳头勃起；在性高潮时，上述变化达到顶点；性高潮后15～30分钟，乳房恢复正常。这一系列的变化，对乳腺功能是一种良好的调节。一旦因为性压抑而缺乏这种生理调节，女性内分泌系统就可能失调，就容易发生乳腺持续的充血肿胀，导致乳腺增生，甚至出现乳腺癌。

所以，作为女性，一定不要把性生活当成可有可无的活动。在性爱中，女性应尽量争取让自己获得性满意。

另外，乳腺小叶增生的发生还与高龄未婚、初产年龄超过30岁、从未生育、产后不哺乳、流产次数多、性功能低下等有关。因此，预防这种疾病发生，还应提倡适龄结婚（最好不超过28岁）、适龄生育（最好不超过30岁），产后尽量自己哺乳，避免流产。

✳ 57. 触摸乳房能赶走乳腺增生症吗

乳腺增生症是女性的常见病，它的特点是单侧或双侧乳房疼痛并出现肿块。现代医学认为，乳腺增生症与内分泌功能紊乱密切相关，而内分泌职能在中医则属于肝脾肾等经脉的管辖范畴。因此中医认为，该病多由情志不遂、郁怒伤肝、思虑伤脾、脾失健运、肝肾亏虚、冲任失调所致。

对于女性来说，无论伤肝还是伤脾，都会影响到一条经脉，那就是胃经。而胃经的循行路线，其中之一是沿锁骨经过乳头，向下挟脐两旁进入腹股沟。同时受其影响的另一条经脉就是冲脉，女性冲脉起于胞中，下出会阴穴，其一分支经腹股沟沿小腹，挟脐上行，与足少阴经相并，散布于胸中。

《黄帝内经》认为，女子二七时（14岁）天癸至、太冲脉盛，气血沿冲脉上行，散于胸中。这时才会有乳房的发育，有女孩子第二性征的出现。女子三七（21岁）后，由于准备结婚生子，冲脉之气血与此前相比，会发生一些微小变化。用现在通行的说法就是，内分泌发生改变。

肝经、脾经、肾经、胃经、冲脉、任脉，这几条经脉位置紧凑，或上行或下行，我们可以将它们看成是气血的"高速公路"。如果其中一侧的公路出现交通堵塞，就会导致另一侧公路的不顺畅。日常生活中，人们或因情绪变化而伤肝，或因思虑过度而伤脾，都会导致一侧"公路"不畅。假如胃经与冲脉之气紊乱，胃气不能顺畅下行，冲脉之气不能顺畅上行，出现气滞血淤、痰凝成核，便会形成"乳癖"（即乳腺增生症）。因此，为了防治乳腺增生症，女性第一应该做到不生气或尽量少生气（男人生气伤肝，女士生气多伤脾胃）。第二，尽量减少来自内外的压力，尤其是内在压力。长期压力会导致脾胃出现问题。如压力不能避免，则应学会以豁达的态度去面对压力，将压力消弭于无形。第三，夫妻之间应保持和谐的性生活状态。第四，尽量食用和饮用天然食品，远离成分不明的现代加工食品。一般来说，越是加工复杂的食品其成分也越复杂，其中包含的人为添加成分也越多。第五，学会简单易行的按摩手法，随时自我按摩，疏通相关经脉。

这里介绍一套简易的按摩手法，如果能够每天坚持按摩，即使不吃药物，2~3个月的时间，也可以治愈乳腺增生症了。首先，伸出我们的左手，找到劳宫穴（劳宫穴在手掌心，可以这样找到：握拳，然后将中指以外的其他手指伸开，那么中指所点之处就是劳宫穴）。然后，将左手指尖向后捂左耳，注意此时劳宫穴对着耳朵眼。因劳宫穴为心包经之火穴，耳朵眼为肾经之开窍，用劳宫穴对接耳朵眼，是要建立起一个心肾相交的姿态。将左前臂与身体呈一线展开，用右手来回大力捏揉左乳外侧上部，方向不论，大约5分钟。如果是已经患有乳腺增生症的女性，做这个动作时会感到疼痛，此时你要做的是要忍住。因为这个部位包括了胃经以及冲脉，而胃经上有“屋翳”“膺窗”等治疗乳腺增生症的穴位。左手依旧指尖向后捂左耳，将左前臂向前与身体呈垂直状态，用右手来回捏揉左肋背阔肌边缘上侧突起的肌肉，方向不论，力度如前，捏揉大约5分钟。有些身材肥胖或骨骼僵硬的女性，做此动作可能会有难度，那么，就请你的伴侣来帮忙，这样也有助于促进夫妻感情交流。左手仍然是指尖向后捂左耳，将左前臂斜向展开与身体大致呈135度角，用右手来回捏揉腋下突起部分，方向不论，力度如前。捏揉大约5分钟。左侧做完，双手交替，以同样的步骤做右侧。全程下来，大约30分钟。

此套动作手法简单，容易掌握，不受时间空间限制，随时可以做。例如晚上看电视时，可一边看电视一边做。如果想加强效果，还可以在睡前做以下补充动作：用双手尺侧鱼际部位来回搓擦双侧腹股沟，直至将腹股沟搓热为止。双手尺侧鱼际部位是小肠经范围，属于阳经，而腹股沟处为肝脾肾三阴经所过之处。此动作取“以阳化阴”之理，有利于三阴经的气血通畅。

以上动作，简单易行，只要每天坚持，可令你远离乳腺增生症。

58. 乳腺增生症患者应如何进行自我保健

（1）患有乳腺增生症且正在接受各种诊断治疗者，应积极配合医生的治疗，遵照医嘱，按时服药及做各种治疗，并注意体力上的休息与精神上的放松，对自己所患的疾病既要给予足够的重视，又不要过分多虑。

（2）患有乳腺增生症的女性应采取相应的保健措施。如患有哺乳期急性乳腺炎者，应注意局部的清洁，并将乳汁用吸奶器吸净，必要时还要回奶；患有乳腺增生症的女性，应注意调整自己的情绪和生活节奏，并注意观察自己乳房肿块的变化及自觉症状的变化，随时与医生交流。

（3）既往患有乳腺增生症的女性，如果现在乳腺增生已基本治愈，不用接受药物或其他治疗了，也不可掉以轻心，应定期自我检查，如发现乳房出现以往患病时的症状或其他新的不适感，应立即看医生，并注意在饮食起居中乳房的自我保健。

✻ 59. 乳腺增生症患者日常如何护理

（1）饮食结构的改变：在平时需要注意的是，少吃一些油腻的食品，比如动物性脂肪。还有就是少吃一些高热量食品，要多吃一些蔬菜水果。还有就是需要多吃一些粗粮，黄豆最好。一日三餐的饮食是需要均衡的。

（2）生活规律：在平时的时候就是要有规律的，注意劳逸结合，保持性生活的和谐。这样是可以调节内分泌失调的，保持大便通畅也会减轻乳腺疼痛。还有就是在平时的时候需要注意休息。

（3）避免使用含有雌激素的面霜和药物：有的女性为了皮肤美容，长期使用含有雌激素的面霜，使体内雌激素水平相对升高，久之可诱发乳腺增生。

（4）患有其他妇科疾病的人也容易患有乳腺疾病：如月经周期紊乱、附件炎患者等。因此，积极防治妇科疾病，也是减少乳腺增生症诱发因素的一个重要环节。

✻ 60. 理想乳房的保养原则是什么

乳房一直被人们认为是女性特有的美的象征，因此，女性常常追求有一对理想的乳房。理想的乳房应该是：①丰满、匀称、柔韧而富有弹性。②乳房位置在第2～6肋间，乳头于第4肋骨。③两乳头间的距离大于20cm，乳房基底面直径为10～20cm，乳轴（从基底面到乳头高度）为5～6cm，左右乳大小基本一致。④形状挺拔，呈半球形。

为了保护乳房正常发育，在日常生活中要注意：①保持挺胸收腹的良好姿势；②多食富含蛋白质的食物；③适当食用富含脂肪的食物和糖类，使皮下脂肪丰满；④月经要保持正常；⑤心情愉快，精神饱满，睡眠充足。⑥保护乳房，以免损伤，并防止乳头皲裂，乳腺炎及乳房感染；⑦不能束胸或穿紧身衣，合理使用胸罩；⑧如两侧大小不一时，睡眠时多侧向较小的一边，但不宜长期如此，否则会引起肌肉紧张疼痛。对过小的一侧进行按摩，在睡前按摩5～10分钟。

如果乳房过大或过于平坦，可采用：①直推乳房，用右手掌面在左侧乳房上的锁骨下方着力，均匀柔和地向下直推至乳房根部，再向上沿原路线推回20～50次后，换左手按摩右侧乳房；②侧推乳房：用左手掌根和掌面向胸正中着力，横向推按右侧乳房直至腋下，返回时五指面连同乳房组织回带，反复推20～50次后，换右手按摩左侧乳房；③托推乳房：右手托扶右侧乳房的底部，左手放右乳上部与右手相对，两手相向乳头推摩20～50次。若乳头下陷，可在按摩同时用手指将乳头向外牵拉数次。

依此法坚持连续按摩3个月效果较明显。

✱61. 如何正确选用胸罩

胸罩的大小可以参考如下3个尺寸：一是乳房基底部位的胸围（乳下线）；二是乳头顶端的胸围（乳上线）；三是两个乳头之间的最短距离（乳头间距）。如果胸罩能够同时符合你身体的这3个尺寸，就非常合身了。由于乳房和胸廓还在继续发育，最好选用那种可调节胸围大小的胸罩。

选用合适的胸罩包括以下几个方面：首先要根据个人的身体和体型以及乳房的大小，选用松紧度和大小适中的，佩戴起来既不会太紧又不会太松的胸罩。因为太松或太大的胸罩起不了依托固定乳房的作用。有些女性乳房体积较小，怕戴上胸罩后会影响乳房的发育，所以选用很松的胸罩甚至不肯戴胸罩，这样就使乳房失去依托，易引起下垂甚至变形。更有些少女怕别人说她乳房太小而缺乏女人的魅力，盲目地戴上大号的胸罩代替乳房，以达到遮盖乳房小的目的。如此实质上乳房只是非常松弛地藏于胸罩内，同样是没有起到依托固定的作用。因此，太松、太大的胸罩是不能对女性乳房起到生理保健作用的。那么，胸罩太小、太紧又怎么样呢？胸罩太小、太紧使乳房明显受压迫，影响乳房的局部血液循环，使乳房及其周围组织器官的生长发育发生障碍，出现扁平胸，甚至会使乳头凹陷，造成污垢积聚，引起非哺乳期乳腺炎，所以要善于选用外型与自己乳房形状相似的胸罩。目前全世界多流行外凸型和锥状型两种胸罩，这两种型的胸罩多与乳房形态相似。平坦型的胸罩由于它戴于身上后，向后直接压迫乳晕，容易引起乳头凹陷，而且失去了女性特有的曲线美，所以，最好不要选用。另外要注意选用质地软、吸汗性能好、不易引起皮肤过敏，而又易于清洗、易干的胸罩。

✳ 62. 如何清洗你的乳房

现代医学认为，乳房上有皮脂腺及大汗腺，乳房皮肤表面的油脂就是乳晕下的皮脂腺分泌的。女性在怀孕期间，皮脂腺的分泌增加，乳晕上的汗腺也随之增大，乳头变得柔软，而汗腺与皮脂腺分泌物的增加也使皮肤表面酸化，导致角质层被软化。此时，如果经常使用香皂类物品清洗乳头及乳晕上的分泌物，对女性的乳房保健是不利的。

经常使用香皂类的清洁物品，会通过机械与化学作用洗去皮肤表面的角质层细胞，促使细胞分裂增生。如果经常去除这些角质层细胞，就会损坏皮肤表面的保护层，使表皮肿胀，这种肿胀就是由于乳房局部过分干燥、黏结及细胞脱落引起的。若每晚重复使用香皂等清洁物品，则易碱化乳房局部皮肤。而乳房局部皮肤要重新覆盖上保护层，并恢复其酸化环境，则需要花费一定时间。香皂在不断地使皮肤表面碱化的同时，还促进皮肤上碱性菌丛增生，更使得乳房局部酸化变得困难。此外，用香皂清洗，还洗去了保护乳房局部皮肤润滑的物质——油脂。

如果哺乳期女性经常用香皂擦洗乳房，不仅对乳房保健毫无益处，相反还会因乳房局部防御能力下降，乳头干裂，导致病菌的感染。加之婴儿频繁地吮吸机械刺激，很容易诱发乳腺炎及其他乳房疾病。因此，要想充分保持哺乳期乳房局部的卫生，让婴儿有足够的母乳喂养，最好还是选择温开水清洗，尽量不用香皂，更不要用酒精之类的化学刺激物。

✱63. 乳房过小、过大怎么办

一些乳房过小的女性，如果是疾病引起的，应当首先治疗疾病。对于单纯发育不良的，可以通过药物、饮食、按摩、锻炼、丰乳整形手术等矫治。

（1）增加营养：锌元素可促进人体生长和乳房发育，而且是性特征及性功能的催化剂。故青年女性多吃含锌的肉类及核桃仁等食品，可使乳房丰满。

（2）加强锻炼：运动员和舞蹈演员，由于经常舒胸展臂，胸肌得到锻炼，乳腺导管也得以充盈，故乳房丰满健美。乳房小的姑娘如能做丰胸体操、跳迪斯科，乳房会逐渐丰满。

（3）保健按摩：①直推乳房。先用右手掌面在左侧乳房上部，即锁骨下方着力，均匀柔和地向下直推至乳房根部，再向上沿原路线推回，做20～50次后，换左手按摩右侧乳房20～50次。②侧推乳房。用左手掌根和掌面自胸正中部着力，横向推按右侧乳房直至腋下，返回时用五指指面将乳房组织带回，反复20～50次后，换右手按摩左侧乳房20～50次。③热敷按摩乳房。每晚临睡前用热毛巾敷两侧乳房3～5cm，用手掌部按摩乳房周围，从左到右，按摩20～50次。只需按上述方法每天按摩1次，坚持按摩2～3个月，可使乳房隆起2～3cm。

乳房发育的大或小并不以人们的意愿为转移，它是由种族、遗传等多方面先天因素所决定的。在月经初潮来临的前一段时间，有的女孩会出现暂时性乳房肿大，并伴有不同程度的乳房胀痛，当月经来了以后，这种暂时性肿大现象就会逐渐消失，恢复正常。个别少女青春期乳房明显肥肿大。多为双侧，肿大乳房甚至垂至腹部。这类少女月经周期和内分泌功能都正常，病因是乳腺组织对雌激素过于敏感。也有认为，乳房过大是由于乳腺发育过度，内分泌过于旺盛，脂肪贮存量太多，形成堆积的缘故。因此，乳房过大，需要进行充分的全面体育锻炼，以减少全身的脂肪。同时，还要多做胸肌群的力量练习，以消耗胸部多余的脂肪。除了做俯卧撑等增强胸肌群力量的练习外，还应做以下徒手操：①臂慢上举，由前至上举，由前慢下落，每次做20～30次（或尽力做，不限制）。要求上体直，臂直，肩自然，有上提胸肌群的感觉。②两肘侧曲于肩侧，缓慢地由前向上、向后、向下绕圈，做8～10次后，再向相反方向绕圈。要求上体和头正直。③两臂曲肘放于胸前，右手尽量慢上推，右足起踵，右手、右踵下落还原，左手上推，左足起踵，左右轮流慢上推，共做20～30次（或不限制，直到胸臂肌肉发酸为止）。在做完以上徒手操后，必须做全身放松练习。

✳64. 中年女性乳房保健应注意些什么

一般来说，将35～45岁的女性称之为中年女性。中年女性的生活负担及工作负担最重，即所谓的上有老、下有小，在工作单位又是骨干力量，所以常常顾此失彼，每日疲惫不堪。在这种情形下，中年女性最容易患各种疾病。近年来，乳腺癌发病的高峰年龄已有提前的趋势。因此中年女性更应格外注意乳房的保健。

除了前面提到的在日常生活中需要做到的乳房保健的内容之外，还应特别注意加强锻炼，使自己能在一个相当长的时间内保持良好的体形，这不仅仅是为了爱美，而是因为体形发胖后，患乳腺癌的危险性会有所增加，所以要尽量避免身体发胖。在饮食起居中也应注意，少进食富含高脂肪的食物，不吸烟、不酗酒，生活规律，保持心情愉快。另外，认真去做每一次单位组织的体检，如果您从事个体经营或目前下岗在家，则应自己每年安排一次体检，进行全面的身体检查，重点检查乳房情况，特别是既往患有各种良性乳房疾病者，更应重视乳房的体检。平时也应坚持做乳房的自我检查。

✳65. 先天性乳头发育不良怎么办

先天性乳头发育不良，除前面谈到的乳头内陷外，还有乳头先天破碎、短缩等。

有的一对大乳房配一对小乳头，甚至用手也提拉不起；有的乳头虽突出，但不完整而破碎；有的经常内缩，需用手将其拉出；有的牵拉也不能复出。以上情

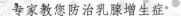

况除内陷不能复出有可能手术外，一般不考虑手术治疗。复出后应预防感染，预防出现乳晕部漏管。

因乳头内陷而引起感染的患者并未注意到这个问题。有的感染反复发作直到医生指出时才知道危害。这时需要清除感染，如有瘘需与乳头相通的漏管切除才能彻底解决问题。所以内陷的乳头，不论能否复出都要定期每天清洁，如不清洁，内陷之处就有乳白带臭味的分泌物。清洁的方法是尽量将内陷的乳头拉起，尽可能暴露；如果不行，则使用棉签放于乳头内轻轻旋转清洁。

对于内缩的乳头，每天洗澡时可以轻轻提拉乳头。乳头在受刺激后可以勃起，反复进行，可有一定的帮助。

对于破碎的乳头，只要能突起，感染的机会就不多，但会影响外观美。同时，由于乳管的阻塞，哺乳可以受影响，所以遇到这种情况，不能哺乳者可以考虑回乳，以免发生急性乳腺炎。

66. 哪些女性易患乳腺疾病

（1）直系亲属患过乳腺癌者，患病的概率比正常女性高4倍。

（2）一侧乳房已患有癌症，其另一侧得病的概率比正常者高10倍。

（3）月经来潮早或绝经晚的女性。

（4）不生育的女性。

（5）情绪不稳定，工作压力大的女性，如家庭气氛不温馨，夫妻长期分居，容易受情绪影响或高度集中的工作者。

（6）不哺乳的女性。

对于初学乳房自查的女性，可在1个月内的几个不同的时间进行检查，这样就会了解乳房的硬度，皮肤肌理会发生怎样的周期性变化。之后再改为每月1次例行检查。

女性乳房自检常存在两个极端，有的女性自检出肿块后，就异常紧张，容易造成紧张情绪，反而对自身健康不利。另有一些女性，发现肿块后没有及时就医，最终延迟治疗，造成遗憾。所以，女性更应该重视乳房自检，发现异常肿块后立即到医院进行专业检查。

异常肿块有几种可能：①肿块是新出现的；②肿块是独立的，体积和位置比较独立；③肿块的大小不随月经周期的变化而变化；④两侧乳房不对称。

67. 女性各个时期的乳房如何进行保护

丰满的乳房，是女性的特征之一，也是哺乳的器官，因此应当对女性的乳房进行保护。女性在人体发育的不同时期，乳房的结构和功能都有很大的差别，易患乳房疾病的种类也不同。下面分5个时期介绍女性乳房的保护。

婴幼儿和儿童期：从两个月到10岁左右是婴幼儿和儿童期。这个时期女孩子的乳房处于不发育状态，一般不会得病，不需要特殊的保护，只要不用手去揉捏乳房就可以了。

青春期前：十一二岁的女孩，一般乳房开始发育，乳头出现硬结并有轻微的胀痛，乳房慢慢丰满起来。以后就进入青春发育期。这个时期要注意的是，女孩应当养成佩戴胸罩的习惯。胸罩大小要合适。胸罩太大了，对乳房起不到依托和保护作用；胸罩太小了，会妨碍乳房的发育。如果女孩年满15岁，乳房还没有发育，就应到医院去检查。

妊娠期：一般来说，女性妊娠时期，乳房都有明显增大。这个时期，孕妇的上衣应当宽大一些，还要注意乳房的清洁。每天要用肥皂和温水轻轻擦洗乳头和乳晕，然后用毛巾擦干，开始用软毛巾擦，以后逐渐改用粗毛巾擦，目的是锻炼皮肤，使皮肤增强耐摩擦的能力，这样在给孩子喂奶的时候，乳头就不容易擦伤。另外，每次清洗以后，还应当在乳头、乳晕上涂油脂，可以防止乳头皲裂。孕妇的乳头如果凹陷或者扁平，每天要用手轻轻向外牵拉，或者用吸奶器抽吸。这样乳头可以得到矫正，新生儿吃奶就不会发生困难了。

哺乳期：哺乳期是乳腺功能的旺盛时期，这个时期最常见的乳房疾病是炎症，要注意乳房的清洁卫生。每次喂奶以前，要把乳头洗干净，还要注意正确哺乳，防止乳汁淤积。一般来说，产妇在生产12小时以后就可以喂奶，以后每隔3～4小时喂一次，夜里可以间隔6小时。每次喂奶的时候，应当使奶汁尽量排空，奶汁吸不完，可以用手挤出来，或者用吸奶器吸出来。另外，在给孩子喂奶的时候，应当把乳房托起来，喂完奶，还应当用手顺乳管的方向按摩乳房。

更年期和老年期：据调查，女性在40岁以后，容易患乳腺癌。所以这个时期要特别注意乳房里有没有硬块，如果发现有小硬块边界不清，表面不平，在皮下不能推动，又有乳汁分泌，就应当及时到医院检查、治疗。

❋ 68. 理想乳房的保养原则是什么

乳房一直被人们认为是女性特有的美的象征，因此，女性常常追求有一对理想的乳房。理想的乳房应该是：①丰满、匀称、柔韧而富有弹性；②乳房位置在第2～6肋间，乳头于第4肋骨；③两乳头间的间隔大于20cm，乳房基底面直径为10～20cm，乳轴（从基底面到乳头高度）为5～6cm，左右乳大小基本一样；④形状挺拔，呈半球形。

为了保护乳房正常发育，在日常生活中要注意：①保持挺胸收腹的良好姿势。②多食富有蛋白质的食物。③适当食用含脂食物和碳水化合物，使皮下脂肪丰满。④月经要保持正常。⑤心情愉快，精神饱满，睡眠充足。⑥保护乳房，以免损伤，并防止乳头皲裂，乳晕炎以及乳房感染。⑦不能束胸或穿紧身衣，合理使用胸罩。⑧如两侧大小不一时，睡眠时多侧向较小的一边，但不宜长期如此，否则会引起肌肉紧张疼痛。对过小的一侧进行按摩，在睡前按摩5～10分钟。

如果乳房过大或平坦，可采用：①直推乳房。用右手掌面在左侧乳房上的锁骨下方着力，均匀柔和地向下直推至乳房根部，再向上沿原路线推回20～50次后，换左手按摩右乳房。②侧推乳房。用左手掌根和掌面向胸正中着力，横向推按右侧乳房直至腋下，返回时五指面连同乳房组织回带，反复推20～50次后，换右手按摩左乳房。③托推乳房。右手托扶右侧乳房的底部，左手放右乳上部与右手相对，两手相向乳头推摩20～50次。若乳头下陷，可在按摩同时用手指将乳头向外牵拉数次。

依此法坚持连续按摩3个月效果较明显。

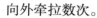69. 怎样才能使乳房发育丰满好看

为什么有的女性乳房发育丰满肥大；有的扁平、细小，出现的差距甚大。有人认为这是先天的因素或者是遗传的关系。其实这是错误的。任何婴儿在出生时乳房基本是一样的，只是从青春期开始，女性的卵巢发挥作用，少女的乳房开始发育，成为第二性征。女性发育成熟的乳房的大小和形状，在母女及同胞姐妹之间并不相似，从而证明女性乳房的状态与先天因素、遗传关系不大，更多地取决于后天因素——首要条件是女性乳房的直接"上司"卵巢，在11～15岁乳房发育最旺盛的时期，是否发挥其主导作用，产生雌激素，在其他激素的共同作用下，促使乳房的正常发育。

所以，要使乳房发育丰满好看，只有在乳房发育成长旺盛的时期，也就是在11～15岁时，确保机体健康，保证各种激素平衡、正常发挥作用。此外，在此期间可适当地增加一些植物性雌激素的摄入，像黄豆类的食物，并加强蛋白质的补充、进食一些脂肪类的食物，充分提供乳房发育所需要的营养，通过女性发育机制的调控，促使乳房的正常生长。只有在这个特定的时期，乳房的发育机制正常的情况下，保证乳房发育的营养，乳房才可以发育得丰满好看。同时，由于乳房组织结构是松软的，在发育过程中，千万不能束胸，也不要穿紧身的内衣，应该让正在发育生长的乳房有适当的空间。不然，不但会影响乳房的发育，还易造成乳头内陷。

当然，绝大部分的女性在11～15岁时还不懂得考虑乳房丰满好看的问题，所以要靠母亲的指导，在乳房发育期适当采用一些措施，才能达到乳房丰满好看的效果。在乳房发育定型后，采用任何的补救措施都是徒劳的。做母亲的应该提醒女儿在发育期不可节食减肥，不可束胸，在保证足够营养的同时，适量吃一些脂肪类食物，以使乳房得到良好的发育。

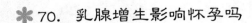

❋70. 乳腺增生影响怀孕吗

造成乳腺增生的主要因素是因为女性内分泌失调导致的，所以专家建议平时保持一个好的心态，解除各种不良的心理刺激。对心理承受差的人更应注意，少生气，活泼开朗心情即有利增生早康复。90%的女性都有乳腺增生，只是程度不一样而已。所以这个对怀孕是没有影响的，而且只要生下宝宝后坚持用母乳喂养，还可以减轻乳腺增生甚至使其不再复发的。不过想要宝宝或者在孕期最好不要服药，如果不能停药还是得问问专业医生。

女性怀孕后，体内会产生大量的孕激素和雌激素，可促使体内的雌激素和孕激素有效地保持动态平衡，从而减少对乳腺组织的不良刺激，使乳腺组织得到充分的发育。因此，轻度乳腺增生并不会影响怀孕。轻度乳腺增生而又想怀孕的女性，首先要消除不良情绪，不要焦虑不安，不然只会加重病情，因为乳腺病的最大诱因就是精神因素。结婚、怀孕、哺乳对乳腺增生有百利而无一害。有些患者怀孕后，症状减轻甚至消失了。

乳腺增生患者日常生活中应注意以下几个事项：①保持心情舒畅，情绪稳定。情绪不稳会抑制卵巢的排卵功能，出现黄体酮减少，使雌激素相对增高，导致乳腺小叶增生；②要适时婚育。要提倡晚婚晚育，但不宜过迟。女性最好28岁结婚，30岁前生育，过晚生育也不利优生；③避免使用含有雌激素的面霜和药物。有的女性为了皮肤美容，长期使用含有雌激素的面霜，久之可诱发乳腺小叶增生。

随着现代生活压力的增加，未准父母尝试怀孕年龄的推迟，受孕也许变得不再是那么自然的事了。对于备孕夫妻来说，可以试试下面这些可以提高受孕能力的好方法。

（1）足疗：因为认为人体所有器官、腺体都会从足部得到反射，足疗可以帮助女性放松心情，缓解压力，一些手法能刺激生殖系统，把重点放在脑下垂体反射，以平衡患者体内的激素。

（2）针灸：中医认为，气是指构成人体又维持生命活动的基本要素，包括同量的阴气和阳气。气的运动叫做气机，中医上说："气为血之帅"是指气具有统领血液在人体内运动的功能，当气机处于混乱状态时，影响血液的流动，气血运动不畅，人们就会感到不适。针灸疗法可以调整气机，从而改善身体的气血运行，如增加子宫血液流动，帮助卵子更好地与精子结合，提高怀孕的概率。此外，气机失调，脏腑功能紊乱会引起内分泌失调，针刺通过调理气机，改善脏腑功能，调节人体的阴阳平衡，从而改善体内激素水平。

（3）催眠术：催眠术可帮助女性释放精神上的压力。这种疗法集中在下丘脑部位，下丘脑是大脑中对压力较为敏感的部位，它可以将情绪信息变换成生理反应。催眠术或许能帮助女性削减她们对生育的担忧。

✳ 71. 乳腺养护有何禁忌

丰满的乳房，是显露女性魅力的十分重要的部位。现代女性越来越注重乳房的保健、养护及美化。女性健美的重要标志之一，就在于健美的乳房耸起所形成的外部体形曲线美。那么，怎样才能养护好乳房，并达到健美呢？不少女性缺乏乳房护知识，结果不仅没有科学地加以养护，反而刺激，伤害了它，造成不良后果。这里，仅介绍在乳房养护过程中的禁忌。

（1）忌受强力挤压：这一点要特别注意。乳房受外力挤压，有两大弊端：一是乳房内部软组织易受到挫伤，或使内部引起增生等；二是受外力挤压后，较易改变外部形状，使上耸的双乳下塌下垂等。避免用力挤压乳房应注意两点：①睡姿要正确。女性的睡姿以仰卧为佳，尽量不要长期向一个方向侧卧，这样不仅易挤压乳房，也容易引起双侧乳房发育不平衡；②夫妻同房时，应尽量避免男方用力挤压乳房，否则会成内部疾患。

（2）忌佩戴大小不合适的胸罩：切忌佩戴不合适的胸罩，或干脆不佩戴胸罩。选择合适的胸罩是保护双乳的必要措施，切不可掉以轻心。要选择型号适中的胸罩，应做到以下3点：①佩戴胸罩不可有压抑感，即胸罩尺寸不可太小，应该选择能覆盖住乳房所有外沿的型号为宜；②胸罩的肩带不宜太松或太紧，其材料应是可少许松紧的松紧带；③胸罩凸出部分间距适中，不可距离过远或过近。另外胸罩的制作材料最好是纯棉，不宜选用化纤织物。

有些少女常常不佩戴胸罩，认为乳房未长成，故不必戴胸罩。其实事实并非如此，若长期不佩戴胸罩，不仅乳房易下垂，而且也容易受到外部损伤。只要胸罩大小合适，就不会影响乳房的发育，有利无害。

（3）洗浴要得法：忌用过冷或过热的浴水刺激乳房。乳房周围微血管较多，受过热或过冷的浴水刺激对其都是极为不利的，如果选择坐浴或盆浴，更不可在过热或过冷的浴水中长期浸泡。否则，会使乳房软组织松弛，也会引起皮肤干燥。

（4）忌乳头、乳晕部位不清洁：女性乳房的清洁十分重要，长时间不洁净会引起麻烦，如出现炎症或造成皮肤病。因此，必须经常清洁乳房。

（5）忌过度节食：均能储存大量脂肪。乳房组成成分大部分是脂肪。乳房内脂肪的含量增加了，乳房才能得到正常发育。有些女青年，一味地追求苗条，不顾一切地节食，甚至天天都以素菜为主，结果使得乳房发育不健全，干瘪无形，那么其他养护措施也就于事无补了。

（6）适当做些丰乳操：轻度按摩可使乳房丰满，切忌不锻炼。做丰乳操是实施乳房锻炼的措施之一，这对于乳房组织已基本健全的女性是十分重要的。实际上锻炼的本身并不能使乳房增大，因为乳房内并无肌肉。锻炼的目的是使乳房下胸肌增长，胸肌的增大会使乳房突出，看起来乳房就大了。

（7）少女忌用激素类药物丰乳：少女正处在生长发育的旺盛时期，卵巢本身分泌的雌激素量比较多，如果选用雌激素药物，虽然可以促使乳房发育，但却同时潜伏着一些极不利的危险因素。女性体内如果雌激素水平持续过高，就可能使乳腺、阴道、宫颈、子宫体、卵巢等患癌的可能性增大。常用的雌激素类药物有苯甲酸雌二醇、己烯雌酚等。滥用这些药物，不但容易引起恶心、呕吐、厌食，还可导致子宫出血、子宫肥大，月经紊乱和肝、肾功能损害。

（8）忌长期使用"丰乳膏"：使乳房健美常用的丰乳膏一般都采用含有较

多雌性激素的物质，涂抹在皮肤上可被皮肤慢慢地吸收，进而使乳房丰满、增大，短期使用一般没有什么大的弊端。但如长期使用或滥用，轮换使用不同类的丰乳膏就会带来以下不良后果：①会引起月经失调，色素沉着；②会产生皮肤萎缩变薄现象；③使肝酶系统紊乱，胆汁酸合成减少，易形成胆固醇结石。因此，一定要慎用丰乳膏，特别忌长期使用。

✳72. 青春期少女为什么要注意乳房保健

丰满健康的乳房是女性引以为傲的曲线美的重要组成部分，所以青春期少女应有正确的认识，并做好乳房保健。

（1）正确认识：应正确认识乳房发育是每位女性必经之路，是正常的生理现象。不可自卑、害羞，更不能因为害羞而过紧地束胸。

（2）注意姿势：平时要挺胸、收腹、紧臀，不要含胸驼背。睡时宜取仰卧或侧卧位，不宜俯卧。

（3）营养全面：不可因追求苗条而过分节食或偏食。适量地摄入脂肪，有利于增加乳房的脂肪量，保持乳房丰满浑圆。

（4）适当运动：可适当多做些如扩胸运动、俯卧撑及胸部健美操等加强胸部肌肉的锻炼。早晚适当地按摩乳房，通过神经反射改善脑垂体的分泌，促进乳房发育。

（5）注意保护：在乳房发育的过程中，有时会出现轻微的胀痛或瘙痒，不可用手挤捏或抓挠。在劳动或运动过程中要保护好乳房，避免因撞击或挤压受伤。

（6）佩戴合适的胸罩：不可过早地佩戴胸罩，以免影响乳房的正常发育。应在乳房充分发育后才开始佩戴，但大小、松紧要合适。

三、防治乳腺增生症从合理饮食做起

✳ 73. 乳腺增生症患者有哪些饮食原则

（1）低脂饮食，防止肥胖：摄入过高的脂肪和动物蛋白及饮食无节制造成的肥胖促进人体内某些激素的生成和释放，刺激乳房腺体上皮细胞过度增生。日常生活中应少吃油炸食品、动物脂肪、甜食及过多地进补食品，要多吃蔬菜、水果、五谷杂粮。可多吃些海带、鱼类、豆制品、酸奶、白菜、红薯等，海带富含碘，可促使卵巢滤泡黄体化，降低体内雌激素水平，从而消除乳腺增生症的隐患。鱼类含有某种抑癌增殖的不饱和脂肪酸，对预防乳腺癌有益。豆制品中的植物刺激素对雌激素的双向调节机制可抑制人体雌激素的分泌，对乳腺组织有一定的保护作用并可防止乳腺癌的发生。

（2）多吃碱性食品，改善自身的酸性体质：研究表明：癌症不易在弱碱性的人体中形成。如果能平衡自身pH，患癌症的概率会大大降低。弱碱性食物如红豆、萝卜、苹果、甘蓝、洋葱、豆腐等；中碱性食物：萝卜干、大豆、胡萝卜、番茄、香蕉、橘子、草莓、梅干、菠菜等；强碱性食物：葡萄、茶叶、海带、柠檬等。

（3）不要食用雌激素喂养的禽畜、被污染的食物：如被污染的水、农作物、家禽鱼蛋等，应尽量不要食用，尽量选择天然、新鲜、多样化绿色有机食品。

（4）远离保健品：保健品既不能预防乳腺增生症，也不能直接治疗乳腺增生症，从这个意义上说，服用无益。雌激素是一把"双刃剑"，一方面的确能延长女性的青春美丽，另一方面也带来了乳腺导管上皮细胞增生。慎用激素类药物，如避孕药、激素类药物、含雌激素的美容用品，可导致内分泌紊乱。

❋ 74. 乳腺增生症患者宜食哪些食物

（1）多吃水果、蔬菜、豆类、菌类，如黑木耳、香菇、芦笋、胡萝卜，西红柿等可提高机体免疫力的食物。

（2）宜多吃具有抗乳腺癌作用的食物，如海马、鲨、眼镜蛇肉、抹香鲸油、蟾蜍肉、蟹、文蛤、牡蛎、玳瑁肉、海带、芦笋，石花菜。

（3）宜多吃具有增强免疫力、防止复发的食物，包括桑葚、猕猴桃、芦笋、南瓜、大枣、洋葱、韭菜、薏米、菜豆、山药、香菇、虾皮、蟹、青鱼、对虾、蛇。

（4）肿胀者宜吃薏米、丝瓜、赤豆、芋艿、葡萄、荔枝、荸荠、鲫鱼、塘虱、鲛鱼、海带、泥鳅、黄颡鱼、田螺。

（5）胀痛、乳头回缩者宜吃茴香、葱花、虾、海龙、抹香鲸油、橘饼、榧（fěi）子、柚子、鲨。

（6）多吃粗粮杂粮，如粗米、玉米、全麦片、少吃精米、精面；常吃富有营养的干果种子类食物如葵花子、芝麻、南瓜子、西瓜子、花生、核桃、杏干、杏仁、葡萄干等。

❋ 75. 乳腺增生症最好不要吃哪些食物

（1）忌燥热、辛辣刺激食物：从中医理论讲乳腺炎主要是因为火热蕴结于乳房所致，属阳证、热证、实证。蒜、胡椒、花椒、辣椒等食物性味燥热，食用以后更会生热化火，使症状加重。

（2）忌热性、油腻食物：包括肥肉、炸油条、炸麻花等油炸糕点。

（3）忌食发物：所谓发物，是指特别容易诱发某些疾病（尤其是旧病宿疾）或加重已患疾病的食物，如猪肉、狗肉、羊肉，海蟹等。

（4）少吃油脂类食物，防止肥胖尽量避免使用含有雌激素的药物，不吃用雌激素喂养的鸡、牛肉。因为这些都可使乳腺出现增生，或使乳腺增生加重。

✳76. 多食海带有利于治疗乳腺增生症吗

乳腺增生症是指乳腺上皮和纤维组织增生，乳腺组织导管和乳小叶在结构上的退行性病变及进行性结缔组织的生长，其发病原因主要是由于内分泌激素失调。乳腺增生症是女性最常见的乳房疾病，应提前预防。多食海带有利于治疗乳腺增生症。

海带，又名纶布、昆布，为海带科植物，是一种大型食用藻类。以叶宽厚、色浓绿、无枯黄叶者为上品。海带不但是家常食品，同时也具有较高的医疗价值。通过数十例的调查发现，海带还可以辅助治疗乳腺增生症，能起到一定的疗效作用。尤其是对于肥胖的女性，伴有乳房坠胀疼痛、舌苔腻。证属痰湿型者，食用海带最佳。海带具有软坚散结，除湿化痰之功效。海带含有大量的碘，碘可以刺激垂体前叶黄体生成素，促进卵巢滤泡黄体化，从而使雌激素水平降低，恢复卵巢的正常机能，纠正内分泌失调，消除乳腺增生症的隐患。所以，对于患有乳腺增生症并伴有体胖及内分泌失调的女性宜常食用海带大有益处。

✳77. 多食丝瓜有利于治疗乳腺增生症吗

防治乳腺增生症，除了药物治疗以外，膳食调理也很重要。平时可多吃些具有行气通络、化瘀散结功效的食物，如丝瓜、南瓜、茄子、橘饼、青皮、玫瑰花等。

中医学认为，丝瓜是甘凉之品，入肺、肝两经，具有清热化痰，凉血解毒，解暑除烦，通经活络的功效。现代研究发现，丝瓜中含有一种干扰素诱生剂，可以在人体内催生干扰素，因此具有很好的抗癌作用。此外，丝瓜中还含有丰富的能防止皮肤老化的B族维生素和有增白皮肤作用的维生素C，是不可多得的美容佳品。

下面介绍两款制作丝瓜的方法：①烧丝瓜。丝瓜800g，水发香菇50g，姜汁适量。锅内加油烧热，用姜汁烹，再加丝瓜片、香菇、黄酒、精盐、味精，煮沸至香菇、丝瓜入味，勾芡，淋入麻油，调匀即成。此菜肴具有益气血、通经络的功效。②丝瓜炒蛋。丝瓜250g，鸡蛋150g，大葱适量。将鸡蛋加少许精盐搅打均匀；丝瓜去皮切块；锅内加油烧热，下葱段炝锅，放入丝瓜炒熟，倒入蛋液翻炒，加入精盐搅匀，淋入香油，撒入味精即可。

在烹制丝瓜时不能过熟，以免破坏其中的营养成分；同时由于丝瓜性寒滑，体虚者多吃易导致泄泻，不可多吃。

❋78. 橘核、橘络可缓解乳腺增生症吗

有乳腺增生症的上班族，如果因为工作太忙，饮用橘核、橘络水不方便，还可以在中药房买橘叶，每次用6g泡茶饮用一天，连续数日，也能起到缓解症状的作用。为强化作用，将橘核压碎后再泡水，也是可以的。另外，如果患乳腺增生症的女性在月经前还伴有乳腺疼痛或有乳房良性肿块，只需在水中加上3g郁金（一般中药房都有售），连续喝上一周，疼痛就会减轻甚至消失。连续喝数周，不仅增生、疼痛会消失，连肿块也会减小。

假如不仅月经前乳房胀痛加重，而且月经周期提前或推后，除了服用上述茶饮之外，在月经前5天开始服用中成药加味逍遥丸，每天2次，每次1丸，月经来时停服就可以起到治疗的作用。

无论是治疗还是保健，对于患有乳腺增生症的女性来说，首先是要调整好情

绪；否则，再好的医生和药物也难奏效。

中医认为，乳腺增生症的病因有两个：一是肝郁痰凝，而是冲任失调。若情志不畅，肝郁气滞，脾失健运，痰浊内生，气血痰滞，易肝郁痰凝瘀血阻于乳络，致乳房肿块；若冲任失调，易乳房痰浊凝结而发病。总的来说，就是痰浊凝结，这个"痰"，不是我们平时理解的痰，而是体内津液的瘀滞。为什么会如此呢？女性朋友平时心理压力重，爱着急生气，这些都会导致肝气瘀滞，而乳房与肝和胃两个经脉的关系最为密切。肝气淤滞就会影响消化系统。紧张的上班族常见胃部不适，多是因为肝的气血运行不好。肝气瘀滞，血流就不畅快，脾胃的功能就会失调，肝胃出现不和，表现为胃酸、胃疼、消化不良等，中医上称为"肝木横犯脾土"肝和胃一旦"疲劳作战"，就会"痰阻乳络"，与肝和胃密切相连的乳房经络就这样受阻，于是出现乳腺增生症。而橘核、橘络以及橘叶都具有化痰散结通络的作用，所以能够有效地缓解乳腺增生症，其中橘叶还是很多治疗乳腺增生症的中成药的主要成分之一。所以，女性保健首先需要的是举重若轻的气度。能够做到这根本的一条，再加上一杯自制"橘茶"，就再好不过了。

✿ 79. 乳腺增生症患者可以喝豆浆吗

豆浆将大豆用水泡发后磨碎、过滤、煮沸而成。豆浆营养丰富，且易于消化。豆浆是一种老少皆宜的营养食品，在欧美国家享有"植物奶"的美誉。豆浆含有丰富的植物蛋白和磷脂，还含有维生素B_1、维生素B_2和烟酸。此外，豆浆还含有铁、钙等矿物质，尤其是其所含的钙，虽不及豆腐，但比其他任何乳类都高，非常适合于包括老人、成年人和青少年在内的各种人群。鲜豆浆四季都可饮用。春秋饮豆浆，滋阴润燥，调和阴阳；夏饮豆浆，消热防暑，生津解渴；冬饮豆浆，祛寒暖胃，滋养进补。其实，除了传统的黄豆浆外，豆浆还有很多花样，大枣、枸杞子、绿豆、百合等都可以成为豆浆的配料。

豆浆有利于保护乳房健康，豆浆与乳腺增生症的发展没必然联系，所以乳腺增生症患者能喝豆浆，但要适量。豆浆中含有大豆异黄酮、大豆蛋白、卵磷脂等，大豆异黄酮主要包括大豆苷元和金雀异黄酮。而金雀异黄酮的结构与雌激素相似，能与乳腺细胞的雌激素受体相结合而发挥雌激素的作用，故被称为植物雌激素。需要强调的是，这种植物雌激素虽具有雌激素的作用，但其促乳腺增生的作用却仅为雌激素的千分之一。每天坚持喝豆浆，可美白润颜、减肥修身、延缓衰老。

豆浆偏寒，含有丰富的嘌呤成分，在酶的作用下会产气。因此，体质虚寒、腹胀、腹泻、脾胃虚寒、消化不良，肾功能不好及嗳气的人来说最好不要喝豆浆。正在服用红霉素等抗菌药物的人不宜喝豆浆，两者会发生化学性拮抗反应。喝豆浆和服药至少要间隔1小时以上。

✱80. 谢英彪教授如何用柑橘昆布复合膳食精粉治疗乳腺增生症

柑橘昆布复合膳食精粉是由谢英彪教授研发的，主要是调节内分泌和改善机体激素水平，药理上不是缓解乳房疼痛的症状，而是消除症结，旨在治本，彻底消除疼痛原因，并且针对不同层次的患者采用不同药材配方，中医强调辨证治疗，病证虽一，但引起疾病的原因不同，故治疗方法也不一样，即"辨证论治，对症下药"。

柑橘：含有类黄酮、香豆素、类胡萝卜素、维生素P等。柑橘中所含有的香豆素是已被科学家肯定的抗癌物质。柑橘有通络、化痰、理气、消滞等功效。橘核性味苦、无毒，有理气止痛的作用。

昆布：与菠菜、油菜相比，除维生素C外，其粗蛋白、糖、钙、铁的含量均几十倍。昆布含碘3%～5%，有软坚散结、消痰、利水之功效。消除痰饮水肿，亦试用于治疗癌症。

茯苓：味甘、淡，性平。能利水渗湿、健脾宁心。用于水肿尿少、痰饮眩悸、脾虚食少、便溏泄泻，调节内分泌缓解心神不安，惊悸失眠。

赤小豆：性平，味甘、酸，能利湿消肿、清热退黄、解毒排脓。赤小豆入药有行血补血、健脾去湿、利水消肿之效。赤小豆富含叶酸，产妇、乳母食用红小豆有催乳的功效。

甘草：主要成分有甘草酸、甘草苷、甘草甜素和黄酮类物质。甘草有抗炎、抗过敏作用，用于气虚、心悸怔忡，以及脾胃气虚、倦怠乏力等。

橘核：味苦，性平；归肝、肾经。具有理气、散结、止痛的功效。橘核用于疝气疼痛、睾丸肿痛、乳痈乳癖。

甜杏仁：味甘，性平。甜杏仁富含蛋白质、油酸、亚油酸、微量苦杏仁苷等成分，能滋润肺燥、止咳平喘、润肠通便。

桃仁：味苦、甘，性平，归心、肝、大肠经。能活血祛瘀、润肠通便、止咳平喘。可用于经闭痛经、癥瘕痞块、肺痈肠痈、跌扑损伤、肠燥便秘、咳嗽气喘。

橘核昆布膳食精粉以橘核、昆布为君药，主以通络、理气、止痛，臣药以及佐药以桃仁、茯苓、甜杏仁、山楂、茯苓、赤小豆等，有增强活血、调整内分泌、补气、调经的功效。

很多哺乳期患者经常反映乳房有肿块而且本来奶水就不足，再加上有些患者患有乳腺增生症，更加导致肿块的形成，其中赤小豆是考虑到哺乳期患者而加入的一味药材，富含叶酸，产妇、哺乳期吃红小豆有催乳的功效。临床患者反映，具有很好的催乳下奶功效。与此同时，针对不同层次病情的患者，配置不同的膳食。例如结节和纤维瘤，其中会多增加含有软坚散结、破结散痈的药材，真正做到辨证论治，对症下药。

该方收录于《谢英彪从医五十年》的经典集当中，现在已有上万名乳腺疾病患者在服用谢教授的食疗方，不仅体质增强了，乳腺也得以健康的滋养。

❋ 81. 谢英彪教授如何用香桃葛瓜复合膳食精粉治疗乳腺增生症

谢教授研制的香桃葛瓜精粉不仅对乳腺疾病效果很好，消肿散结，还对产后哺乳期患者的肿块，以及产后肝气郁结，缺乳等情况有明显效果。其以疏肝理气，活血解郁，无不良反应，催乳通乳的独特功效在哺乳期患者中深受欢迎。

柑橘昆布复合精粉以软坚散结为主要调理方向，香桃葛瓜较昆布膳食精粉增强了疏肝理气、行气活血的功效，药效更为温和。香桃葛瓜精粉具有很好的疏肝理气、活血解郁，而且无不良反应。可减轻乳腺增生症患者的疼痛，使肿块消失。香桃葛瓜精粉具有催乳通乳的效果，可使乳汁充盈、哺乳通畅。真正解决宝宝吃不饱，乳腺炎导致的奶水质量不好、奶水少等问题，真正做到药食同源，辨证论治，对症下药。

香橼：味略苦而微甜，性温，无毒。理气宽中、消胀降痰。香橼能理气、舒郁、消痰，利膈。《本草通玄》中说：香橼"理上焦之气，止呕逆，进食，健脾。"

葛根：味甘、辛，性凉。《本经》中说："消渴，身大热，呕吐，诸痹，起阴气，解诸毒。"葛根归肺、胃经。解肌退热，透疹，生津止渴，升阳止泻。

木瓜：入药有解酒、去痰、顺气、止痢之效。木瓜含有胡萝卜素和丰富的维生素C，它们有很强的抗氧化能力。木瓜所含的蛋白分解酶，可以补偿胰腺和肠道的分泌，补充胃液的不足，有助于分解蛋白质和淀粉。

赤小豆：性平，味甘、酸，能利湿消肿、清热退黄、解毒排脓。入药有行血补血、健脾去湿、利水消肿之效。赤小豆富含叶酸，产妇、乳母吃红小豆有催乳的功效。

甘草：含有多种化学成分，主要成分有甘草酸、甘草甙等。用于心气虚、心悸怔忡、脉结代，以及脾胃气虚、倦怠乏力等。甘草可用于治疗随更年期而来的症状，其含有的甘草素有助于平衡女性体内的激素含量。

桃仁：味苦、甘，性平；归心、肝、大肠经。能活血祛瘀、润肠通便、止咳平喘。可治经闭痛经、癥瘕痞块、肺痈肠痈、跌打损伤、肠燥便秘、咳嗽气喘。

随着二孩政策的开放，增加了很多哺乳期的患者。很多哺乳期患者经常反映乳房有肿块而且奶水不足，再加上有些患者患有乳腺增生症，更加导致肿块的形成。哺乳期的疾病如果治疗不及时或不见好，很有可能发展为后期的乳房肿块。因为哺乳期对宝宝的喂奶很重要，所以要想更为安全的治疗，香桃葛瓜食疗方也对哺乳期的治疗为最佳治疗，针对产后肝气郁结，缺乳等情况效果非常好。

❊ 82. 治疗乳腺增生症有哪些保健菜肴

（1）艾叶煮鸡蛋：艾叶150g，鸡蛋2枚。共煮，弃汤食蛋。具有疏肝理气、化痰软坚的功效，适用于肝郁痰凝型乳腺增生症。

（2）山楂煮乌贼：乌贼肉90g，山楂10枚。共同加醋煮食，佐餐食用。具有疏肝理气、化痰软坚的功效，适用于肝郁痰凝型乳腺增生症。

（3）鹿角胶炖牡蛎：鹿角胶9g，新鲜牡蛎肉150g，笋片100g。将鹿角胶拣杂、晒干或烘干，敲碎，研成极细末，备用。将鲜牡蛎洗净，切成片状，放入碗中，加精盐、黄酒、湿淀粉拌和，抓揉上浆，待用。将笋片拣洗干净，改刀切成菱形片，待用。烧锅上火，放油烧至六成热，加葱花、生姜末煸炒出香，即下入牡蛎肉翻炒，加黄酒及鸡汤适量，到入大蒸碗内，加菱形笋片及精盐、味精、红糖等，匀撒上鹿角胶细末，上笼，大火蒸炖30分钟，待牡蛎肉熟烂，取下，淋入麻油即成。佐餐当菜，随意服食，吃牡蛎肉，饮汤汁，嚼食笋片。具有调理冲任、通络散结的功效，适用于冲任失调型乳腺增生症。

（4）山药蒸乌骨鸡：净母鸡1只（重约1500g）、山药40g、核桃10枚、水发香菇25g、火腿片25g、笋片25g、黄酒50g、鲜汤1000g、味精、精盐各适量。将山药除去粗皮，纵切成长约10cm的薄片，枸杞子洗净备用。净鸡去脚爪，剖开背脊，抽去头颈骨留皮，下沸水锅焯一焯取出，洗净血秽。将鸡腹向下放在汤碗内，加入黄酒、味精、精盐、鲜汤、山药、核桃，将香菇、笋片、火腿片摆在鸡面上，随即上笼蒸2小时左右，待鸡酥烂时取出即成。佐餐食用，具有调理冲任、通络散结的功效，适用于冲任失调型乳腺增生症。

（5）山药烧鲫鱼：鲫鱼2尾（重约600g）、山药30g、精盐3g、味精2g、白糖5g、酱油5g、醋5g、黄酒10g、植物油500g（实耗约50g）、麻油、葱段、生姜片、鲜汤各适量。将鲫鱼剖腹去内脏，塞入山药，入热油炸至金黄色，捞出沥油。锅留底油，下葱段、生姜片煸出香味后加酱油、醋、鲜汤，拣出生姜片、葱段，加入黄酒、精盐、白糖，下入鲫鱼，烧沸后移小火炖10分钟，下麻油、味精，起锅装盘即成。佐餐食用。具有调理冲任、通络散结的功效，适用于冲任失调型乳腺增生症。

✳ 83. 治疗乳腺增生症有哪些药茶

（1）青皮二花茶：菊花、玫瑰花各10g，青皮6g。上药开水冲泡，代茶饮。具有清热散结的功效，适用于乳腺增生症。

（2）瓜蒌橘叶茶：瓜蒌30g、橘叶、橘核各9g，乳香、没药各3g，甘草3g。上药水煎分2次服，代茶饮。具有疏肝散结的功效，适用于乳腺增生症。

（3）陈皮夏枯草茶：陈皮80g、夏枯草、王不留行、丝瓜络各30g。水煎。每日1剂，分早晚服。具有健脾燥湿、理气散结的功效，适用于乳腺增生症。

（4）香附莪术茶：香附15g、莪术10g、柴胡10g、赤芍10g、橘叶10g、郁金10g。水煎。2次分服，每日1剂。具有解郁止痛的功效，适用于乳腺增生症。

（5）白芍当归茶：白芍10g、当归、制香附各9g、青皮6g、柴胡、枳壳各5g。水煎。2次分服，每日1剂。具有疏肝散结的功效，适用于乳腺增生症。

（6）金橘叶茶：金橘叶（干品）30g。秋季金橘成熟采摘后，收集金橘叶，洗净，晒干或烘干，贮存备用，或从中药店购买，经拣杂，洗净，晾干后切碎，放入砂锅，加水浸泡片刻，用中火煎煮15分钟，以洁净纱布过滤，去渣，取汁放入容器中，即成。代茶饮，或当饮料，早晚2次分服，服食时，频频饮用之。具有疏肝理气、化痰软坚的功效，适用于肝郁痰凝型乳腺增生症。

✳ 84. 治疗乳腺增生症有哪些药粥

（1）三味粥：川芎、延胡索、桃仁各15g。上药水煎取汁1000毫升左右，加入适量大米煮成粥，再入适量红糖调味服食。每日1次，连用5天。

（2）青皮山楂粥：青皮10g，生山楂30g，大米100g。将青皮、生山楂分别洗净，切碎后一起放入砂锅，加适量水，浓煎40分钟，用洁净纱布过滤，取汁待用。将大米淘洗干净，放入砂锅，加适量水，用小火煨煮成稠粥，粥将成时，加入青皮、山楂浓煎汁，拌匀，继续煨煮至沸，即成。早、晚分食，适于乳腺小叶增生之肝郁气滞证。

（3）天冬粥：天冬15～20g，大米100g，冰糖少许。先煎天冬，去渣取汁，后入大米煮粥，粥熟舌，入冰糖少许稍煮即可。空腹服食。适用于肝气郁结型乳腺增生。

（4）糯米山药粥：圆粒糯米1杯，大枣10粒，山药300g，枸杞子2大匙，白砂糖1/2杯。糯米洗净，加水6杯，烧开，改小火煮粥，大枣泡软，放入同煮。山药去皮、切丁，符粥已形成时放入同煮至熟，并加糖调味。最后加入洗净的枸杞子，煮溶即关火盛出。每日食1次，连续服用1个月。适用于痰浊凝结型。

（5）豉粥：豆豉15g、葱白3茎、薄荷6g、生姜片6g、羊髓100g、白米100g、精盐少许。先煎葱、姜及豆豉，后下薄荷，稍煎后去渣取汁，入米，再煮，候粥熟，下羊髓及盐，搅匀即成。空腹服，每日2次。

（6）荔枝粥：荔枝干15枚去壳取肉，莲子、淮山药各150g，瘦肉250g。同煮粥。每周2次。

（7）蒲公英粥：蒲公英60g，金银花30g，大米50～100g。先煎蒲公英、金银花，去渣取汁，再入大米煮成粥。任意服食。

（8）橘皮粥：橘皮、大米各适量。将橘皮晒干，清洗净，入锅加水煮汁去渣留汁，待用。把大米淘洗干净，直接放入锅内，加入橘皮汁及少许清水，置于火上，煮成稀粥，以白糖调味即成。每周2次。

❋85. 治疗乳腺增生症有哪些羹汤

（1）海带排骨汤：水发海带100g，猪排骨250g，黄酒、精盐、湿淀粉、葱花、生姜末炝锅，出香后即下入上浆的排骨，翻炒中加鸡汤适量，放入海带片，可加清水适量，大火煮沸后，改小火烧煮30分钟。待排骨熟烂，汤呈乳白黏稠状，加精盐、味精各适量。将水发海带择洗干净，剖条，切成菱形片，备用。将猪排骨洗干净，剁成3cm长的段，盛入碗中，加黄酒、精盐、湿淀粉拌和，抓揉上浆，待用。烧锅置火上，加植物油烧至六成热，加葱花、生姜末炝锅，出香后即下入上浆的排骨，翻炒中加鸡汤适量，放入海带片，可加清水适量，大火煮沸后，改小火烧煮30分钟。待排骨熟烂，汤呈乳白黏稠状，加精盐、味精各适量，再煮沸即成。佐餐当汤，随意服食，吃猪排骨，饮汤汁，嚼食海带片。具有疏肝理气、化痰软坚的功效，适用于肝郁痰凝型乳腺增生。

（2）王不留行瘦肉汤：猪瘦肉250g，王不留行12g，黄芪30g。上料洗净，一同放入锅，加清水适量，大火煮沸后，改小火煲1～2小时，调味供用。佐餐食用。具有补气健脾、通乳的功效，适用于乳腺增生症属体虚者。

（3）党参羊肉汤：羊肉（瘦）250g，党参10g，洋葱15g，生姜3g，黄酒5g，熟猪油15g，精盐2g，味精1g。羊肉洗净，切片；党参浸透，切片；洋葱、姜切片；锅内加猪油，放入肉汤，烧开后，加羊肉、党参；加入洋葱、生姜、黄酒，共煮至肉烂；精盐、味精调味食之。每日服1剂，连用5日。

（4）金针猪蹄汤：鲜金针菜根15g（或用干金针菜24g）猪蹄1只。将鲜金针菜根与猪蹄加水同煮。吃肉，喝汤。每日1次，连用3～4日。

（5）猪尾花生木瓜汤：猪尾750g，木瓜800g，花生仁120g，枣（干）20g，精盐3g，酱油5g。烧刮净猪尾上的余毛，斩块。木瓜去皮，切开去掉瓜内之核，洗过，亦切块。红枣去核。待煲内水沸时，放下全部材料煲约2小时，用精盐、生抽调味。佐餐常食。

（6）苁蓉羊肉汤：净羊肉200g，肉苁蓉12g，续断12g，绿豆5g，酱料、生姜和食盐适量。将洗净的羊肉切块放锅内加水煮，暂不放调料，放绿豆5g煮沸15分钟，将绿豆和水一起倒掉，膻味即除。再加清水、肉苁蓉、续断和调料，用小火煨至肉烂熟即可，喝汤吃肉。每周1次为宜。适用于冲任失调型乳腺增生症。

（6）补肾行气汤：仙茅、淫羊藿、巴戟天各10g，当归、白芍、柴胡、茯苓、王不留行、瓜蒌仁各12g，菜豆、大米各60g，白糖适量。将前9味药用水煎取汁，入菜豆、大米煮成粥，加白糖适量调味即可。每日1剂，分2次服用。适用于冲任失调型乳腺增生症。

（7）补虚通络汤：淫羊藿、肉苁蓉各10g，柴胡、郁金、橘核各9g，女贞子、天门冬各12g，芦笋片30g，猪瘦肉片150g，黄酒、葱、生姜、精盐、味精各适量。将前7味用水煎取汁，入芦笋片、猪瘦肉、黄酒煮沸，加入葱、生姜煮至肉熟，加精盐、味精调味即可。每日1剂，分2次服用。适用于冲任失调型乳腺增生症。

（8）刀豆木瓜肉片汤：猪肉50g，刀豆50g，木瓜100g。将猪肉洗净，切成薄片，放入碗中加精盐，湿淀粉适量，抓揉均匀，备用。将刀豆、木瓜洗净，木瓜切成片，与刀豆同放入砂锅，加适量水，煎煮30分钟，用洁净纱布过滤，取汁后同入砂锅，视滤液量可加适量清水，大火煮沸，加入肉片，拌匀，烹入黄酒适量，再煮至沸，加葱花、姜末适量；并加少许精盐，拌匀即成。可当汤佐餐，随意食用。当日吃完。适用于肝郁气滞型乳腺增生症。

（9）黄豆排骨汤：黄豆100g，带髓猪排骨1000g，葡萄酒30g，葱3根，姜4片，精盐和味精适量。将黄豆用净水浸泡2小时左右，把排骨切成1.5cm长的块，与姜片一同放入加足量水的砂锅中，先用大火煮开，后改用小火炖至黄豆熟烂、猪骨能嚼为止。此时放入葡萄酒、精盐和味精再煮5分钟，撒上葱花，即可食肉喝汤。1次做好可分成3份，每天服1份，连服3天。隔7天再做1次，可连续3~4次服用。

（10）猫爪草瘦肉汤：猫爪草30g，瘦肉100g，蜜枣2个。猫爪草洗净，稍浸泡，猪瘦肉洗净，整块不用刀切。然后一起与生姜放瓦煲内，加入清水2500ml，大火煲沸后，改为文火煲约2.5小时，调入适量精盐和花生油即可。每周2~3次。

四、防治乳腺增生症从经常运动做起

✳86. 运动有助于预防乳腺增生症吗

调查研究发现，经常参加体育运动的女性，发生乳腺癌的危险明显降低，运动有助于预防乳腺癌。

挪威科学家对挪威北方2.5万名20～54岁的女性进行调查，在被跟踪平均13年后，她们当中有351人患上了乳腺癌。在对可能导致乳腺癌的各种因素进行分析并把患者与其他女性做比较后，得出的结论是：经常参加体育运动的女性与不运动的女性相比，患乳腺癌的危险性低近40%。据最近有关资料介绍，美国波士顿布里格姆妇女医院的专家贝费利·罗克希尔及其同事，查阅分析12万多名女性在1980—1994年间的健康调查数据，结果发现，每天运动一次或更多的女性，与每周运动不到1小时的女性相比，前者乳腺癌发病率要低20%。这里所说的体育运动包括散步和慢跑等。

体育运动之所以能降低乳腺癌发病率，是因为它能降低女性体内雌激素水平。科学家早就发现，雌激素能够刺激乳腺细胞生长，增加乳腺癌发病的可能。女运动员分泌的雌激素不但比体态丰满的女性少，而且效力也较低，从而患乳腺癌的危险性也就少一些。

❋ 87. 中年女性如何健美胸部

（1）经常往乳房上涂一些含激素的油脂，并进行按摩。

（2）站立、行走时，保持挺胸收腹的正确姿势。

（3）坚持锻炼胸部肌肉，以发达胸大肌。

（4）双膝跪地，手臂伸直撑地，向下做屈臂动作，一直弯屈到上颌和胸部着地为止，反复做8～10次。

（5）仰卧，头和臂区不离地，向上做挺胸动作，并保持片刻。每次重复6～8次。

（6）双膝跪地，上体直立，双手合掌置于胸前，用力做对抗动作，并进行深呼吸。每次重复8～10次。

❋ 88. 乳腺增生症患者如何做俯卧撑运动

俯卧撑运动是一种常见的健身运动，主要锻炼上肢、腰部及腹部的肌肉，尤其是胸肌。俯卧撑主要锻炼的肌肉群有胸大肌和肱三头肌，同时还锻炼三角肌前束、前锯肌和喙肱肌及身体的其他部位。

乳腺增生症患者可穿上可以支撑胸部力量的运动上衣。双膝并拢跪于地板上，双脚向后抬起，俯身向前，以双手着地与肩同宽。保持背部挺直并且收紧臀部，慢慢屈臂至胸部接触地面，再慢慢以手肘的力量将身体向上抬，回到原位。为保持胸部肌肉持续的紧张状态，在身体移到最高点时不完全挺直肘关节，重复上述动作10次。注意腹部收紧，感觉胸部在用力，腰也不要贴到地面。

俯卧撑运动不仅可以使胸部变得紧实丰满，还能令腹部平坦结实。其实做俯卧撑运动并不能使胸部脂肪增多，但可以通过锻炼使胸大肌增长，胸大肌的增大和紧实使得胸部整体突出，而且弹性也有了显著的增加。

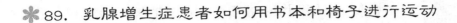

✿ 89. 乳腺增生症患者如何用书本和椅子进行运动

准备两本厚度相同的书，不宜太厚，双手各拿一本。在弯曲肘部的状态下，将双臂向身体两侧张开，同时吸气。吐气时，胸部用力，将肘部回收到胸前。使两个胳膊在胸前相碰，两个手臂呈"V"字形，并且肘部离身体越远越好。

椅子练习也比较简便，在办公室午休时就可以操作。准备两个高度相同的椅子，让两把椅子的后背分别朝向身体两侧。抬起脚后跟，用手抓住椅子的后背，弯曲膝盖向下压，此时肘部要保持向上竖起。手臂用力拉动身体，恢复到初始姿势，反复5次。

这两个小动作对收紧胸部肌肉，塑造优美匀称的胸部线条十分有效，持之以恒是关键。

✿ 90. 乳房平坦如何按摩

女性乳房平坦是指女子因乳腺发育不良，或因体质、营养等原因引起的乳房瘦小、平坦、弹性较差，从而影响了女性的形体美，不少女性常为此烦恼。

（1）揉乳根、乳中穴：丈夫用拇指指面或示、中、环指指面，分别按揉妻子的乳根穴（锁骨中线上，第5肋间隙中）、乳中穴（乳头之中央），做轻柔地揉动，各100次。

（2）推揉乳房：丈夫用手掌托住妻子的乳房根部，轻轻地向乳头方向推揉，约30次。

（3）牵拉乳头：丈夫用拇指、示指和中指捏住妻子的乳头，轻轻地向外牵拉，约10次。

（4）揉三阴交穴：丈夫用拇指指端在妻子的内踝尖直上3寸处的三阴交穴做揉法，约1分钟。

（5）揉肾俞穴：丈夫用拇指指端在妻子的第2腰椎棘突下，旁开1.5寸处的肾俞穴做揉法，约100次。

（6）擦命门、肾俞穴：丈夫用小鱼际沿着妻子第2腰椎棘突下的命门穴、第2腰椎棘突下，旁开1.5寸处的肾俞穴做擦法，以透热为度。

特别提醒：①按摩前须解除胸罩或内衣；②按摩时可在乳房部涂上护肤霜、营养乳液；③妻子要保持情绪稳定，增强形体锻炼，适当增加营养，选择合适胸罩。

✳ 91. 乳房健美操如何做

（1）两脚开立，两臂屈肘侧举。手指放松置肩前，然后两臂沿肩轴、肘向前平举。两肘向前、向上、向后、向下绕圈，绕至开始姿势，重复练习10次。

（2）直立，双腿并拢，两手按在胸下部两侧，憋气，用气压乳房两侧，然后两手臂向上举，重复练习10次。

（3）两脚开立与肩同宽，成直立姿势。张口深呼吸，头后仰，同时将手沿身侧提至小臂前平举，肩臂后展，挺胸，掌心向上，然后还原成直立姿势，重复练习10～15次。

（4）膝着地，手掌向前方着地，手指向内，身躯正直下降，然后再推起、重复练习6～8次。

（5）右脚支撑，右手握住左脚后上举，挺胸、抬头，上体尽量舒展，左右交换做5次。

（6）直立做两手臂快速交叉运动，也可手握哑铃等器械练习，注意双臂向外扩张时应憋气；交叉、扩张为一次，练习5～10次。

✳ 92. 如何做瑜伽健美乳房

（1）跪坐，挺胸，左手手背伸向左肩，与右手紧紧相牵。

（2）呼气，上体慢慢前屈，左右手保持原状。

（3）上体继续前屈，直到胸部接触双膝；然后吸气，上体慢慢直立复原，两手上下交换，重复上述动作。

（4）跪坐，上体直立，两手十指在颈后交叉紧握。

（5）深呼吸，挺胸，双手慢慢向后上方提起。

（6）继续深呼吸，直到双臂伸直。

（7）俯卧，双手十指交叉放在颌下。

（8）吸气，双手撑地，上体慢慢提起，并尽量向后挺直，两腿不得离地。

（9）跪坐，双手合十于胸前，吸气，双掌用力相互挤压，呼气，然后放松。

（10）双手移向右侧，重复上述动作。

（11）接着双手再移向左侧，重复上述动作。

总之，无论是乳房健美操还是瑜伽，均会使乳房下的胸大肌增大。而胸大肌的发达可使乳房突出，看起来乳房就大了一些，且还能增加乳房的弹性。

五、防治乳腺增生症从心理调适做起

✳93. 精神及情感因素会对乳房产生什么影响

良好的精神状态对人的身体健康十分重要，这一点是毋庸置疑的。当由于各种因素导致情绪不佳及精神紧张时，人体内环境的平衡状态受到了干扰，可能会成为许多疾病的诱因。

精神情感因素与一些乳房疾病关系密切。中医学中有关的论述颇多，如《格致余论》指出产后缺乳是由于"乳子之母，不知调养，怒气所逆，郁闷所遏，厚味所酿，以致厥阴之气不行，故窍不得通，而汁不得行"；《疡科心得集》中认为乳癖（乳腺增生症）"良由肝气不疏，郁结而成"；《外科正宗》中认为乳岩（乳腺癌）是由于"忧郁伤肝，思虑伤脾，积想在心，所愿不得者，致经络痞涩，聚结成核"。明代医学家朱丹溪发现，家庭破裂、人际关系紧张的女性好发乳岩（乳腺癌），这种认识在当时的历史条件下实属不易。

现代研究表明，精神因素可以影响人体的神经内分泌免疫调节网络的功能。如哺乳期母亲的焦虑、烦恼、恐惧、不安等情绪变化，会通过神经反射引起垂体分泌的催乳素锐减，从而影响乳汁的分泌与排出；情绪不佳或精神紧张通过对下丘脑-垂体-靶腺轴的作用，影响内分泌激素的分泌与代谢，当多种内分泌激素分泌紊乱时，特别是卵巢激素、垂体促性腺激素、催乳素及雄性激素的分泌失衡时，则引起乳腺疾病，如最常见的乳腺增生症等；精神因素通过对免疫功能的影响，降低了机体识别细胞突变的能力，从而成为乳腺肿瘤发生的诱因。

由此可见，精神及情感因素对乳房的保健十分重要。应避免强烈的、长期的精神刺激而造成的郁闷，要心胸开阔，即使遇到烦心的事情也要学会化解及自我宽慰，保持良好的心态。

✳ 94. 心情好可以对抗乳腺增生症吗

乳腺作为女性性腺内分泌轴的靶器官之一，与精神心理因素关系极为密切。心理因素可通过中枢神经系统，内分泌系统及体内免疫系统影响人体健康，一旦心态失去平衡，长时间精神紧张、焦虑、抑郁就会导致中枢神经系统和内分泌系统功能紊乱，机体免疫功能削弱，从而产生疾病。乳腺增生症是多种因素导致内分泌失调引起的乳腺组织增生后复旧不全而产生的疾患，愤怒、抑郁、紧张、焦虑等心理因素是乳腺增生症患者最常伴随的心境。中医把乳腺增生症称之为"乳癖"，中医认为乳癖的产生是由于情志不畅，过食肥甘厚味导致冲任失调，肝郁气滞，痰瘀互结而形成的。现代女性多数工作压力大，精神负担重，常因加班打乱作息时间，易引起神经内分泌失调，因此，乳腺增生症的发病率较高。

乳腺增生症主要原因是内分泌激素失调。乳腺增生症是女性最常见的乳房疾病，应提前预防。乳腺增生症高发的一个重要因素是情绪不稳定，尤其是生气更容易导致乳腺增生症。当人总是处于怒、愁、忧、虑状态下，对乳房产生刺激作用，这时雌激素水平升高，导致内分泌失调。

随着社会的不断发展，生存环境日新月异的变化，女性在家庭、事业中处于双重角色，而由此面临的竞争压力、工作繁忙、心情压抑、生活不规律、过度劳累等综合精神因素，导致内分泌失调，致使乳腺增生症的爆发。乳腺增生症一般不需要手术，调理方法包括少生气、保持心情舒畅，健康的饮食，合理的生活规律，中医中药调理等。其中，最重要的一点就是保持心情的愉快。

生活不规律，精神比较紧张，心情压抑，时间长了内分泌就会改变，包括雌激素水平。这种内分泌的失调，不仅会使乳腺增生症、乳腺癌的发病率增加，其他肿瘤也可能发生。

需要注意的是，从病理学角度来看，乳腺增生症包括很多种，像不典型增生，平坦型上皮增生都属于癌前病变，另外像乳腺导管上皮增生等和乳腺恶性肿瘤的发生也有一定的关系，所以建议患有乳腺增生症的朋友要注意定期的复查，经治疗后不见好转者应及时就诊，经专科医师检查，必要时进行手术切检。

保持心情舒畅、情绪乐观是预防乳腺增生症的最好防御武器。因为情绪不稳定会抑制卵巢的排卵功能，出现黄体酮减少，使雌激素相对增高，导致乳腺增生症。女性要放松心态，自己给自己减轻思想和心理负担，建立健康的生活方式。

乳腺增生症重在预防，快乐是女性乳房健康的最好武器。只要注意调整自己的情绪，舒缓压力，及时就诊，在医生的指导下通过药物、微波等物理治疗，乳腺增生症是可以根治的。

研究表明：乳腺增生症患者存在多种心理问题，患者的个性特征对心理问题有显著影响，提醒在对乳腺增生症患者进行治疗时，应优化个性结构，改变消极归因模式，普及相关预防性知识，积极改善乳腺增生症患者的心理健康状况。应做好乳腺增生症患者的心理疏导调节，提高心理应激健康素质。由于乳腺增生症病程长，病情反复发作，因此乳腺增生症要坚持"三早"方针：定期检查做到"早发现"；及时就诊做到"早诊断"；合理用药做到"早治疗"。

✱95. 心理护理干预对乳腺增生症患者有好处吗

由于乳腺增生症存在恶化风险，许多患者对乳腺增生症及乳腺癌认识不足时极易导致焦虑、抑郁等不良心理状态出现，而不良心理状态又会导致患者内分泌失调加重，进一步加重患者病情。因此，及时给予乳腺增生症患者心理护理干预具有良好的实践意义。

（1）健康教育：医学护理人员在患者入院后，耐心细致对患者实施健康教育，细致讲解疾病基础知识，及时指导患者参与医院组织的乳腺增生症及乳腺癌疾病讲座，及时向患者讲解乳腺增生症及乳腺癌之间的关系，向乳腺增生症患者讲解乳腺癌的预防方法，促进患者正确看待乳腺增生症。

（2）心理护理：医学护理人员需及时采取语言、动作等对患者进行情绪安抚，及时根据患者性格、情绪状况对患者实施针对性心理疏导，促进乳腺增生症患者了解心理状况对疾病的影响；指导患者及时分析自身情绪状况及不良情绪出现的原因，鼓励乳腺增生症患者自己宣泄情绪。

（3）寻求社会支持：医学护理人员需及时告知其家属及朋友的支持对患者疾病治疗及心理状态的影响，促进乳腺增生症患者家属及亲友对患者的心理及语言支持、安抚，积极倾听患者的倾诉，使乳腺增生症患者通过心理倾诉缓解心理压力，改善心理情绪。

采取心理护理干预可促进乳腺增生症患者正确看待疾病，促进患者积极配合治疗过程，提升患者主观能动性，保证患者积极配合药物治疗，改善治疗效果。心理护理干预可改善患者不良心理状态，减轻患者内分泌失调，从病因上进行疾病防控，进一步改善患者治疗效果。

六、防治乳腺增生症的西医妙招

✳ 96. 乳腺增生症无须治疗吗

乳腺增生症的发病率的确很高，有数据说已超过50%，但是不能因此就对它毫不在意。因为乳腺增生症是一种癌前病，有20%的乳腺癌合并乳腺增生症，有3%～5%的乳腺增生症有癌变可能。近年来，乳腺癌的发病率已超过子宫癌和宫颈癌，威胁着许多女性的生命，所以大家都应重视乳腺癌的预防和早期诊断，重视对乳腺增生症的治疗和复查。

乳腺增生和乳腺肿块都可以自我检查出来。方法是平卧，用左手检查右侧乳房，先围绕乳头缓慢地划圈抚摸乳房，然后检查腋下至乳房，是否有硬块和疼痛点，再检查乳头是否有不正常的分泌物，一旦有情况应立即到医院就诊。尤其是单发的肿块更应注意，如肿块无痛感，癌变可能性较高。30岁以上的女性建议每6个月到医院体检1次。

只有确诊才能确定是否需要治疗、如何治疗。乳腺癌患者手术后的五年存活率高达60%～70%，早期乳腺癌切除后大多能根治。所以，早发现、早确诊、早治疗是非常重要的。

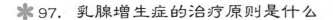

✲ 97. 乳腺增生症的治疗原则是什么

充分的个体化心理及药物干预，结合必要的活检及适当的手术切除是乳腺增生症的有效治疗模式。治疗时应针对不同的临床表现及病理学类型予以分别对待。对于伴随轻至中度疼痛者以心理疏导及改变生活习惯为主，对于持续性存在的严重乳腺疼痛患者，可给予药物治疗。但需注意，药物治疗不能有效缓解乳腺增生症的病理学改变，不能起到根治作用。

对于超声提示的薄壁囊肿，细针穿刺抽吸是首选的治疗方式。抽吸液呈血性者或超声检查提示为复杂性囊肿时应警惕乳腺恶性病变，建议对血性抽吸液进行细胞学或病变部位的病理学检查。

乳腺增生症病变多弥漫，局部手术切除不能解决根本问题。该病本身并无手术治疗的指征，外科干预的主要目的是为了避免漏诊、误诊乳腺癌，或切除可疑病变。需要注意的是，当患者伴有非典型增生时，应成为临床预防的重点。主要有三种预防方法：密切随访、药物干预和手术干预。

通常情况下，当乳腺增生症的症状较轻，仅有轻度月经前乳房胀痛，乳房内散在细小的颗粒样结节，其病情不影响工作与生活时，可用胸罩托起乳房以缓解乳房胀痛，不必服用药物，仅对其进行临床观察即可，若无明显变化，可每6个月到1年去专科医生处检查1次。当症状较严重而影响工作或生活时，则应分情况予以不同的治疗。

在有条件的医疗机构中，应对乳腺增生症患者进行内分泌放射免疫检查，以了解患者体内的内分泌改变情况。其中应包括雌二醇、雌三醇、孕激素、睾酮、泌乳素、促肾上腺素、促卵泡素等激素的分泌、灭能及相互间作用等情况的检测。由于乳腺增生症发病的主要原因是，患者体内存在着过剩的雌激素，而在雌激素过剩的范畴中，包括患者体内雌激素的"相对过剩"和"绝对过剩"等多种情况，因此需做进一步的区别。如患者体内的孕激素正常而雌二醇过高则为绝对过剩，反之孕激素分泌不足则为相对过剩。对于雌二醇绝对过剩的患者，应用雌激素的拮抗剂治疗。对雌二醇相对过剩的患者，可应用雌激素拮抗剂，也可应用孕激素的补充治疗方法。这些方法均能获得较为理想的治疗效果。应用大剂量维生素E能改善上皮细胞的功能，作为辅助用药有较好的治疗协同作用。给患者适当补充一定量的甲状腺素，应用患者体内的生物反馈机制，可以减少内分泌激素对乳腺的刺激作用，有明显的缓解症状作用。绝大部分乳腺增生症可以用非手术治疗。用胸罩托起乳房、中药疏肝理气及调和等方法可缓解疼痛。治疗乳腺增生症病常用的西药有激素类、碘制剂及其他对症治疗药物。手术治疗有乳房肿块切除术、乳房单纯切除术等。

合理改善饮食结构，减少脂肪类的摄入；戒烟及不食含有黄嘌呤的食物与药物；选用合体的胸罩及合适的节育方法；培养乐观豁达的性格及和谐的性生活等均有利于调节全身及乳房的健康状态，预防或减少乳腺增生症的发生。

✹ 98. 乳腺增生症患者如何采用药物治疗

乳腺增生症有自限性，基本上属于生理性改变的范畴，较轻的患者症状可在数月内减轻或消失。有些中度症状的患者，在结婚、妊娠、生育、哺乳后疼痛症状常可得到明显改善或消失。临床症状严重者可用少量镇静镇痛药物，其疗效良好。对症状较重者可配合药物治疗，但目前乳腺增生症西医无理想的治疗方案，在治疗上没有突破性进展，仍以内分泌治疗为主要措施，缺乏理想手段和特效药。乳腺增生症是与体内雌激素水平相对或绝对增高有关，过剩的雌激素通过肝脏代谢、灭活。维生素类药物主要是通过改善肝功能，达到加强对过剩雌激素的灭活作用，从而调节性激素代谢，达到治疗本病的目的。此类药物价廉、方便、不良反应小，但疼痛容易复发。

（1）激素类制剂：

①雄激素：可抑制雌激素，达到减轻疼痛、缩小肿块的目的。a.甲基睾酮（甲基睾丸素）：每次5mg，口服，每日3次。b.丙酸睾酮（丙酸睾丸酮）：每次25mg，肌内注射，每日1次，至月经来潮时暂停，3个周期为1个疗程。c.睾丸酮：停经后第10天开始用药，每日5～15mg，月经来潮时停药，每个月经期间不

得超过100mg。雄激素的不良反应包括男性化表现，如多毛、嗓音变粗、痤疮等；另外还可能会有不同程度的肝损害、头晕、恶心等。由于对乳腺增生症的病变还缺乏细微的了解，应用雄激素会增加内分泌的紊乱。同时，也会产生男性特征等不良反应。另外，乳腺增生症是一种慢性疾病，短期应用雄激素，效果不稳定，若长期应用，则不良反应大，故雄激素治疗本病并非理想药物。

②黄体酮：有与雌激素直接拮抗的作用，以纠正雌、孕激素分泌的失衡。如选用胶囊剂，可每天5～10mg，月经前2周开始服用，连服7～8天，在每月末的5～10天应用。如果选用黄体酮注射液，每次5mg，每周2次肌内注射，总量20～40mg。黄体酮可有头晕、头痛、恶心、乳房胀痛等不良反应。长期应用可引起子宫内膜萎缩，月经量减少，易发生阴道霉菌感染，肝病患者禁止口服。

③雌激素：补充体内雌激素不足。在月经间期每周口服乙烯雌酚2次，每次1mg，共服3周。在第二次月经间期中，可根据症状好转情况适当减量，每周给药1次，用量1mg。第三次月经间期仅给药1次，用量1mg（或每日给药0.2mg，共5日），共需6～8个月。或者可选用0.5%乙烯雌酚油膏，每夜涂抹乳房皮肤，共需6～8个月。使用雌激素亦可出现恶心、呕吐、头痛等不良反应，有些患者病情反可加重，甚至提高了乳腺癌的发病率。因此，应用此法必须在医生指导下，掌握好量和度。

④激素受体拮抗剂。如雌激素受体拮抗剂三苯氧胺（他莫昔芬），这是一种雌激素拮抗剂，能直接与靶器官争夺受体而阻断雌激素的作用。三苯氧胺（他莫昔芬）有强力的抗雌激素作用，临床应用具有即时效应的特点。目前临床较为常用，为首选药物，此药治疗效果较好。每次10mg，每日2次，月经后3～5天开始口服，服用15～20天，连服2～3个月。治疗乳腺增生症近期疗效好，但复发率高。而且由于其对雌激素的竞争不仅局限于乳腺，也可作用于阴道、子宫内膜等其他雌激素靶点，故极易在用药一段时间后出现副反应。如月经失调、白带增多、性欲减退、烦躁、恶心、月经推迟或停经等，停药后可出现反跳现象。因而不宜长期服用。

⑤溴隐亭：属于多巴胺受体激动剂，具有长效多巴胺能作用。它通过作用在垂体催乳细胞上的多巴胺受体，释放多巴胺来直接抑制催乳细胞对泌乳素的合成和释放。同时，也减少了泌乳素对促卵泡成熟素的拮抗，促进排卵和月经的恢复，调整了激素的平衡。每次1.25～5mg，每日2次，3个月为1个疗程。长期应用溴隐亭易出现不良反应，此药可引起恶心、头晕、困倦、呕吐、幻觉、直立性低血压、运动障碍等，且停药后易复发。价格较贵，不宜常规使用。

⑥丹那唑：雄激素的衍生物，有抗促性腺激素作用，可干扰促性腺激素和催乳素的分泌，抑制卵巢激素的分泌。有解除乳痛、消除乳内结节的作用。每日可用100～400mg，2次分服，持续2～6个月。丹那唑不良反应较明显，主要有闭经、月经淋漓、体重增加、痤疮、油发、声音低哑等。研究表明，治疗剂量的丹那唑并不能降低促性腺激素水平，其治疗机制可能为抑制某些酶从而阻碍卵巢产生甾体类物质，调整激素平衡达到治疗作用。

⑦甲状腺素：通过抑制垂体对促甲状腺素释放激素刺激的反应，而达到使催乳素的释放和分泌减少。催乳素的升高是促进乳腺增生的重要因素。因此应用甲状腺素治疗本病有一定疗效。每次口服40ml，每日3次，持续1～2个月。甲状腺素的不良反应主要有心悸、震颤、汗多、兴奋、失眠、呕吐等。

（2）碘制剂：通过小剂量的碘剂，刺激腺垂体产生黄体生成素，促进卵巢滤泡黄体化，从而使雌激素水平降低，恢复卵巢功能，纠正雌、孕激素比例的失调，并有软坚散结和缓解疼痛的作用，达到治疗本病的目的。①5%碘化钾：每次10ml，每日3次，饭后口服。②碘化钾片：每次0.5g，每日3次，饭后口服。③复方碘溶液：常用量每次0.1～0.5ml（3～5滴），每日3次口服。因本品直接服用对口腔有刺激作用，故可将药液滴在食品上服用。碘制剂作用不持久，也不巩固，此类药物的治疗效果一般是暂时性的，停药后有反跳现象。由于长期服用可影响甲状腺功能，因此应慎用。主要不良反应可引起过敏，或血管神经症状，重者可致喉头水肿甚至窒息，对碘过敏者禁用。

（3）维生素类：乳腺增生症是由于体内雌激素水平相对或绝对增高所致。

过剩的雌激素通过肝脏代谢、灭活，因此，采用维生素类保肝药物，可改善肝功能，从而加强对过剩雌激素的灭活作用，调节性激素代谢。同时还能改善自主神经功能，以达到治疗本病的目的。维生素类药物对改善肝功能，加强肝脏灭活雌激素的效果有一定好处。一般主张用B族维生素、维生素E及益肝制剂，进行1～2个月的保肝治疗，以纠正高雌激素综合征，对镇痛有效。①维生素A：每次2万～5万U，每日3次，月经后连服2周。②维生素B_6：每次10mg，每日3次，月经后连服2周。③维生素B_1：每次20mg，每日3次口服。④维生素E：每次100mg，每日1～2次，月经后连服2周，连服3个月。大剂量久服维生素类药物可引起食欲缺乏、腹泻、感觉过敏、四肢疼痛、肝大、嗜睡和呕吐等不良反应。

（4）利尿药物：有学者认为乳房疼痛与乳房组织的充血水肿有关，因此短时间使用利尿药有利于症状的缓解。①螺内酯：开始每日40～120mg，分3～4次口服。②双氢氯噻嗪：每次25mg，每日2～3次。少数患者服用利尿药物后可能产生肠胃道症状，如恶心、呕吐、腹泻、气胀以及皮肤症状，如皮疹、瘙痒症、疹块、光敏性皮炎等。

（5）硫酸镁：局部理疗、热敷，有利于炎症早期消散。10%硫酸镁水溶液浸毛巾热敷，每日1次。7日为1个疗程，疗程间隔3日，一般治疗1～3个疗程。热敷的温度以耐受为度。

（6）青霉素：用于敏感菌引起的各种炎症。早期可采用青霉素80～100万U加1%～2%普鲁卡因10ml溶于等渗盐水10～20ml中，在肿块周围封闭注射。使用青霉素前必须做皮肤过敏试验。

在对乳腺增生症进行的临床随访、观察和药物治疗的过程中，应随时注意患者乳腺增生症状的改善，"结节"及"肿块"的软化和缩小情况。定期应用可靠的辅助诊断手段，如高频乳腺钼靶X线摄影摄片检查，以寻找可能出现的早期乳腺癌的蛛丝马迹，排除早期乳腺癌的存在。对经治疗无效，或症状缓解、病情好转后又出现反复者，尤其是在病变部位的观察区内存在的"肿块"及"结节"等经治疗后有明显缓解，而有个别区域缓解不理想或未出现缓解者，需及时地进行手术活检，以期早期明确诊断。经临床症状判别，及经手术活检及病理检查后，明确患者的乳腺增生症属乳腺癌的癌前期病变者，需根据患者的具体情况给予及时和积极的手术治疗，如对有关区段施行手术切除、乳腺单纯切除等手术。

✳ 99. 乳腺增生症患者如何采用速融疗法

乳腺增生症患者在没有明确癌变的前提下应尽量避免手术治疗。乳腺增生症患者在诊断明确后可根据患者具体症状及性激素测定结果，运用中西医结合的诊治手段，及非手术速融疗法治疗乳腺疾病，疗效显著，不易复发，同时对乳腺癌的发现和预防起到了重要作用。速融疗法通过局部治疗，快速融化乳房肿块，包括了局部注射、局部按摩、光离子导入疗法、微波治疗等。速融疗法治愈率达到70%～80%，好转率达到95%以上，不开刀、无痛苦、无副作用、快速融化乳房肿块，是女性乳腺增生症患者的较好选择。

（1）局部注射：运用特殊制剂注射病灶局部，直接作用于乳房包块及其周围组织，直达病灶，促使异常增生组织细胞软化溶解，使包块逐渐软化变小直至最后消失。这种局部注射很好地针对病灶用药，不仅对乳腺增生症效果显著，而且对于早期乳腺纤维瘤也有很好疗效。

（2）乳房按摩：促进注射的药物更快吸收，同时使交感和副交感神经兴奋，促进脑垂体性腺分泌激素的功能，促进乳房局部血液循环和新陈代谢，使增生的乳腺组织得以消散，促进乳腺组织正常发育。

（3）光电离子导入疗法：运用光电离子乳腺治疗仪，在电磁场的作用下，血管扩张，流速加快，药物制剂能被人体更加充分地吸收，直达病灶部位，有明确的治疗效果。

（4）微波治疗：通过微波的治疗，使局部代谢加快，促进细胞更新，使病灶快速消融。

速融疗法配合中药治疗可因人而异，辨证施治，起到活血化瘀、软坚散结、软化包块的作用，调节内分泌，全身治疗与局部治疗的配合，能更快治疗乳腺增生症。

✳ 100. 乳腺增生症的手术适应证有哪些

乳腺增生症是乳腺的良性增生性病变，一般主张保守治疗。但2%～3%的患者会发生恶变，与乳腺癌关系密切。所以当乳腺增生症有以下情况时，建议患者接受手术治疗。

（1）乳腺增生症病变局限在单侧乳房的某一象限，特别是在乳房的外上象限；肿块体积较大、质地较硬，经非手术治疗效果不明显者。

（2）年龄在40～60岁的患者，并具有乳腺癌高发因素，病变广泛的，可做全乳切除术。

（3）病变程度较重，病程较长，经长时间药物治疗无效；或思想负担较重，有严重的精神压力，影响生活和工作；或症状不缓解，肿块增大或变硬。

（4）对肿块明显的囊性增生症，特别是病变局限，肿块较硬，经治疗效果不好，难以与乳腺癌相鉴别者，可手术切除做病理学检查；乳头溢液或溢血，乳腺检查不能排除癌变者。

（5）绝经后的老年女性新近出现的"乳腺增生症"，如乳房疼痛、腺体增厚等。

（6）乳腺X线检查有一处或多处钙化，特别是细小的泥沙样或针尖样钙化灶。

（7）乳腺增生症患者经针吸细胞学检查或活检证实乳腺上皮细胞增生活跃，甚至开始有异型性改变者，应做增生肿块切除术或乳腺单纯切除术。必要时，进行术中冰冻切片病理检查。

（8）对乳腺囊肿一般须手术治疗。对少数单个、较大、壁薄的囊肿，可考虑穿刺抽液治疗；对抽液后又长大者应手术切除。对局限或单个囊肿，可做乳腺局部切除术。

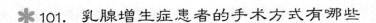

✳101. 乳腺增生症患者的手术方式有哪些

（1）乳腺区段切除术：很多人都知道，乳腺增生的手术治疗一般采用区段切除手术方式，这是因为一是有怀疑肿块恶变，二是在药物治疗后肿块不消失。临床观察，凡不能消失的肿块往往是乳腺增生症分期的中晚期，如腺病、纤维腺病期。亦有瘤样化的增生病，临床上触诊肿块似乎比较清晰，手术时一旦切开皮肤，皮下Cooper韧带张力消失，结块的感觉就大不一样，可以消失或感触不到，故术前定位准确是十分重要的，同时增生组织与非增生组织无边界之分，需要采取区段切除术。为保持乳房的正常外形，区段切除术中要注意以下问题：①切除范围要根据患者临床触到的结块而定，同时要注意患者的年龄、是否已哺乳等。年龄大者、已哺乳者，范围可稍大；未哺乳者要尽量保护腺体。②切口选择的原则是要做到隐蔽而不影响功能。如外上象限肿块，若行放射状切口，尤其是靠腋下时，术后抬举手臂因瘢痕收缩易有牵拉感。换成弧形切口，则伤口隐蔽在腋下不易看到，同时抬手臂时不会受牵拉。乳晕部的弧形切口，很多人会说切断大导管影响哺乳，但切口呈弧形切开皮肤，皮下及腺体组织呈放射状切开，既解决了术后牵拉乳头的问题，又不会破坏大导管。③临床上有不少已行手术切除的病例，伤口下仍可以长期触到结块，不少患者会认为医生未切除肿块或未切干净而再就诊。在病理证实为良性增生后，排除了其他可能性，就要考虑腺体残留的问题，尤其是外上象限腺体比较丰厚的部位。行区段切除后腺体如何缝合是愈合后能否再触到结块的关键，对患者来说手术切除后仍可触到肿块是一个心头大患，既不能理解，又存有疑心。解决的方法是削薄残端行端端缝合。术后患者应坚持一段时间的药物治疗帮助残端腺体恢复。④腺体血运丰富，术中要在腺体中结扎血管是困难的，故缝扎是止血的好方法。术后加压包扎24小时是防止伤口积血的好方法。一旦伤口有瘀血积留，一定要行引流。乳腺组织内存有的瘀血易积化形成肿块，或感染形成脓肿。

（2）乳房单纯切除术：年龄在50岁以上，全乳弥漫性病变，药物治疗过程中肿块仍继续增大，伴乳头溢血；或乳腺增生症病理检查后发现其乳腺导管及腺泡明显的重度非典型增生患者；或细胞已有渐变者，采用本术式。术中应注意皮瓣剥离范围限于乳丘边缘，切除时不要遗留乳腺尾部，即腋窝前部、胸大肌外缘的乳房组织。应当指出的是，全乳房切除不宜草率进行，尤其是对于青、中年患者。

在对乳腺增生症患者的治疗过程中，应密切观察患者的病情变化，即使病情有明显改善，可以停止用药，亦应嘱咐患者在3～6个月时随诊或复查。此后，可6～12个月复查1次，发现有变化时可及时手术治疗。只有这样，才能保证对其中那些可能发生恶变的人群进行监控。

❋102．副乳腺增生应如何处理

副乳腺的出现多在中年女性，尤其月经前可随着胀痛出现不适，甚可触到结节。常见的部位在腋窝的前方，有的像一团脂肪，或韧或成片，常与皮肤相连。在检查时应让患者双手自然下垂不要耸肩，如是脂肪组织则其质地软而均匀；如是副乳腺则软而有结节感，副乳腺增生时结节可韧可硬，大小不一。

副乳腺增生如果范围不大、症状不明显，可以不予治疗，但要定期检查。增生范围较大且伴有症状时，可按乳腺增生治疗，有效者可以定期观察，无效者可以考虑手术切除，这是从治疗角度去考虑。有的患者从美观上考虑，要求切除腋前肿大部分，就像我们前面谈到的，切口应该隐蔽靠腋下，沿皮下将副乳腺摘除，同时周围的脂肪组织稍加处理，以免切除部位凹陷反而不美观。

❋103．为什么同患乳腺增生症，疗效却不一样

患者常常会问为什么同患乳腺增生症，有的肿块能消失，有的消失不明显，有的甚至要行手术治疗呢?这是临床常遇到的问题，也与前面谈到的增生程度有关。乳腺增生症从临床到病理都有分期，病理的分期早已确认，而临床的分期是一个逐渐确认的过程。疾病分期不同，其治疗效果就必然不同。一般规律是越早

期治疗，疗效越好。患者希望尽早治愈疾病是合情合理的，但乳腺增生症是一种慢性良性疾病。单从疼痛来看，它就受到许多因素的影响，不少患者都会告诉医生，当情绪不好时或疲劳时和睡眠不足时乳房疼痛会加重，这些直接或间接的原因对治疗都有一定影响。而增生性的肿块在不同时期，临床上触诊是有所区别的。比如片状增生肿块，质地柔软，药物治疗疗效较好；块状增生肿块，质地韧或硬，甚至有瘤样感，药物治疗效果较差，甚至无效果。这样，临床医生要根据具体病例、具体情况选择治疗方法。

七、防治乳腺增生症的中医妙招

❋ 104. 中医如何认识乳腺增生症

乳腺增生症属中医"乳癖""乳癖""乳核"等范畴。多因肝郁气滞、气血运行不畅，经脉气血阻滞，肝气郁结，肝经气血不畅，气滞血瘀，瘀血阻塞经脉，不通则痛，结而为核。乳腺增生症可发生于青春期后任何年龄的女性，但以30～50岁的中青年女性最为常见。其主要临床特征为乳房肿块和乳房疼痛，一般常于月经前期加重，行经后减轻。

乳腺增生病与"乳癖"在病名含义上统一，属于同一范畴。"乳癖"一名最早见于《中藏经》，"癖"同义与"痞"。《素问•五常政大论》中说："备化之纪……其并痞。"又说："卑监之纪……其病留满痞塞。""痞"是形容人体气机不畅，出现胀满疼痛。《类证治裁》高度概括了"痞"之成因：或六淫外侵，表证误下，邪热内陷，结于心下之伤寒痞，或脾胃气虚，中气不足，脾不行气。《外科活人定本》中说："何谓之癖，若硬而不痛，如顽核之类，过久则成毒。"明代陈实功《外科正宗》中说："乳癖乃乳中结核，形如丸卵，或坠重作痛或不痛，皮色不变，其核随喜怒消长……"清楚地描述了该病的形态及临床表现。对于该病的病因病机，历代医学家也有认识。《病科心得集》中说："妇人思想忧郁，损于肝脾……肝气不，郁结而成"。《外科正宗》中说："忧郁伤肝，思虑伤脾，积想在心，所愿不得志者，致经络痞涩，积聚成核"。将该病责之于肝郁气滞。冲任为气血之海，上行为乳，下行为经，若忧思恼怒，抑郁寡欢，肝气不舒，脾气郁结，气机阻滞，由气及血，血行不畅，冲任失调，下不能充养胞宫，上不能滋乳房，乳络闭阻，气滞血瘀，久而凝结成块成癖。《疮疡经验全书》中说："乳癖此疾病，因女子十五六岁，经脉将行或一月二次，或过月不行致成此疾，多生寡薄气体虚弱。"又说："乳癖乃至五六十岁老人多生此疾。"《外证医案汇编》中说："乳中结核，虽云肝病，其病在肾"。指出乳癖的发生与先天肾气不足，天癸未充，或年老肾衰，冲任两亏有关。由上可见，古人对于乳癖的病因病机之本则之于肝郁气滞，也认识到与肾气不足、冲任两亏有关。《外科图说》中说："乳癖乃五六十岁老人多生此疾"。《外科医案汇编》中说："乳中结核，虽云肝病，其病在肾。"《马培之医案》中说："乳头为肝肾二经之冲。"强调由肝及肾在乳癖发病学、治疗学上的重要性。《外科真诠》较全面地论及了乳癖的发病、治疗、护理、预后："乳癖，乳房结核坚硬，始如钱大，渐大如桃，如卵，皮色如常，遇寒作痛，总由形寒饮冷，加以气郁痰饮，流入胃经，积聚不散所致。年少气盛，患一二载者可消散；若老年气衰，患经数载者不治。宜节饮食，节恼怒，庶免乳岩之变"。

乳房为肝胃二经所司，近腋部有足太阴脾经过其间。故发病与肝、胃、冲、任等经脉有密切关系。从临床所见，肝胃不和者，常有情志不畅史，肝气不舒，郁于胃中，故乳房肿块常随喜怒而消长。陈实功谓："多由思虑伤脾，怒恼伤肝，郁结而成也"。宋代《圣济总录》中说："妇人以冲任为本，若失于调理，冲任不和，或风邪所客则气壅不散，结聚乳间，或硬或肿，疼痛有核。"首次指出"乳癖"之病机在于"冲任不和"。为后世医家创用"调摄冲任法治疗乳癖"之启迪。冲任之脉属于肝肾，内伤情志，冲任不调者，常有月经失调史。冲为血海，任为胞胎，故乳房胀痛常随月经周期而变。妇人之乳，滋于冲脉与胃经。冲为血海，隶于肝肾，肝气不舒，冲脉失调，经水一行，肝气得疏。因此其病机为肝郁气滞与冲任失调。

中医学认为肝脉布胸胁，乳头色青属肝，若肝气不舒，胸胁之脉络不通，乳部气机不畅，故乳房胀痛。乳房又为胃脉所过，阳明多气多血，故乳房又是气血、乳汁流注的器官，易于气滞血瘀痰凝。若肝气横逆而克脾土，则脾失健运而胃纳差，其脉失降，痰湿气血随经互结于乳络而成块。

女性以血为主，当以经调为健康，若月经失调，表示疾病的发生，也是窥视子宫病变的象征。若肝气不舒，郁而化热，迫血妄行，肝藏血之功能受损，久则血虚而耗阴，故火旺，继则伤肾阴，肾阴亏亦损及阳，故摄胞无力而病生，若肝疏泄失职，月经未能按时而下，亦损及阳，故摄胞无力而病生，若肝疏泄失职，月经未能按时而下，必致血瘀气滞，而经来腹痛。有学者从317例乳癖患者中，经妇科检查有妇科疾病（子宫肌瘤、宫颈糜烂、痛经、盆腔炎等）者228例，占 71.93%。子宫与乳房标志着女性的生理特征，月经按时而下，乳房因月经而变化，两者气机通畅，不宜闭结，若月事不调，必导致乳房气滞血瘀结块而痛，从而说明肝气不舒是本病的主要因素，但也常累及脾肾，所以治疗本病时应予以重视。

❋ 105. 中医对乳腺增生症的病因病机如何认识

中医学认为，乳腺增生症的发生多与情志不舒、肝气郁结、肝肾不足、冲任失调、痰瘀互结等因素有关。情志与肝最为密切，肝主疏泄为一身气机之枢纽，若情志不畅、肝气郁结、肝失调达，气滞肝经蕴结于乳房，使乳络阻塞不通，而气血周流失度，循经留注乳房，凝滞结块而发病。肝体阴主藏血，用阳主疏泄，肝病之特点即体用失调、气血失和、肝气郁滞、易克脾土，以致脾失健运，肝郁脾虚则气血郁滞，水湿留聚，瘀血水湿互阻乳络发为本病。肾阳（气）不足，推动无力则肝失疏泄、脾失健运，致使气滞血瘀，痰凝结聚于乳房，最终致乳房经络阻塞、瘀滞，凝结成块。天癸之气血上行为乳、下行为经，肾气-天癸-冲任构成独特的女子性轴，而肾气则是性轴的核心。女子经、孕、产、乳易伤精血，或因后天失养、房事不节，或因忧思恼怒，乙癸同源，日久伤肾，肾气不足，则天癸不充，冲任不盛，气血周流失度，气机郁结，痰浊阻滞，瘀血内停，循经上逆客于乳房也可发为乳癖。乳腺增生不仅与先天因素有关，还与肝、胃、冲任等脏腑功能失调密不可分，气、血、痰、湿、食等病理因素参与其形成和发展，主要有以下几个方面。

（1）先天不足：中医学认为，肾为先天之本，肾气可以化生天癸（天癸主人体生长、发育和生殖机能），又可以激发冲脉和任脉（冲、任两脉对乳房的生长、发育起到维持其功能活动的作用）的通盛。所以，乳房在发育的过程中，先天肾气起着重要的作用。先天禀赋不足（如母亲体弱），或胎儿在发育过程中受到了不良因素的干扰（或药物所伤，或有疾病遗传），婴儿出生时即可能出现各种各样的先天性乳房畸形。

（2）肝气不舒：中医认为，乳房位于肝经循行部位，肝藏血，女子以血为用，故乳房之病多与肝密切相关。情志郁结，忧思恚怒，肝气不舒，气血因之而凝滞不畅，常可见胸胁不适、乳胀、乳痛，乳络阻滞而致乳癖。《疡科心得集》中说："乳癖由肝气不舒、郁结而成，不必治胃，但治肝而肿消。"此外，女子以肝为先天，经、带、胎、产常致肝血虚损，脏阴亏耗，阴不平而阳不秘，相火亢盛，肝火灼络，炼津为痰，所谓"木遇热未有不流脂"者，痰血凝结而致包块结节，乳癖乃成。

（3）脾失健运：乳腺增生之发病以中青年女性为多，"二阳之病发心脾，有不得隐曲，女子不月"，乳腺疾病常与月经相关联，患者多因思虑过度，伤及心脾，或木郁克土而侮脾，中虚不运，化源失其常度，则痰湿内生，湿痹气结，或累及血运，阻于乳络，渐成癖块。常见乳房结块，或伴疼痛，经期尤甚，抑郁烦躁，月经失调，纳欠佳，便泄或不畅等症。

（4）肾气不足：肾主先天之本，"主水，受五脏六腑之精而藏之"。其所藏之精为先天之精，是人体先天之基础，禀受于父母而充养于后天。肾藏精，精化气，化精微而充养周身，为生命活动之原动力，具有推动人体生长发育、促进人体生殖机能、滋养五脏六腑之功。人至中年，肾气渐衰，"肾者，作强之官"，肾精不足，肾气衰惫，生命动力不足，兼之女性多愁善感，水不涵木，忧思气结，常致气滞痰凝血瘀，阻于乳络，痞块渐生。

（5）冲任失调：冲任失调是发生乳房疾病的最主要的致病因素。冲任属人体经络中的奇经八脉，它主要与十二经脉中足厥阴肝经、足太阴脾经、足阳明胃经、足少阴肾经关系最为密切。中医理论认为，冲任是人体气血之海，主管胞宫和胎孕，冲任之气血通盛，在上可以作用于乳房，使乳房正常发育，为哺乳做准备；在下可以作用于胞宫而产生月经，并使其具有生殖生育功能。冲任两脉可调节、统率十二经脉之气血。当十二经脉发生病变时，必然也影响到冲任两脉，而致冲任失调，乳房和胞宫同时受累而发病。故凡肾之精气不足，脾之运化失职，肝之阴血不足，皆可导致冲任失调，引发乳腺增生症。徐灵胎《医学源流论》中说："凡治妇人，必先明冲任之脉……明于冲任之故，本源洞悉，而后其所生之病，千条万绪，可以知其所从起。"强调冲任在妇科中重要地位，并以冲任理论作为妇科疾病的诊治纲领。《圣济总录》则更为明确提出："妇人以冲任为本，若失于调理，冲任不和，阳明经热或为风邪所客，则气郁不散，结聚乳间，或硬或肿，疼痛有核"。

（6）经络阻滞：在人体，乳房与肝胃二经及冲任二脉密切相关。足阳明胃经之直者自缺盆下于乳，贯乳中；足厥阴肝经上贯膈，布胸胁绕乳头而行；冲任二脉皆起于胞中，任脉循腹里，上关元、至胸中，冲脉挟脐上行，至胸中而散。因此，在生理上，乳房因其周围丰富的经脉贯穿滋养而维持其正常生理功能。病理上，一有闭塞，气郁、痰阻、津凝、血瘀，均可成为乳癖之因。以上略述因证五个方面，各有其因，而临床上实多相兼为病，不宜孤立论治。

（7）劳倦内伤：中医学认为，脾胃为后天气血之本。气血的形成，均来源于脾胃的水谷精微，故又有脾胃为气血生化之源之称。过度劳累，日久则损伤正气，精神困倦，胃气不佳，影响气血的生成；若在产后则可表现为乳汁减少甚至无乳汁分泌。正气不足，使抗病能力减弱，若一旦有病菌感染则可造成乳腺炎、乳房结核等。房事过度、多产、早婚、早育等因素，也能伤及肾中精气，致阴血暗耗，脏腑功能失调，也可引起乳腺增生症的发生。

（8）情志不畅：情志，泛指喜怒忧思悲恐惊。若情志过度，长期处于不良的精神刺激之中，超出人体所能承受的生理范围，就可能导致乳房疾病的发生。中医认为，情志变化与肝脾两脏关系最为密切，所以有郁怒伤肝，忧思伤脾之说。肝主疏泄，主调畅气机，脾主运化水谷精微物质而能生气血。若肝失于疏泄，气结瘀滞，脾失健运，水湿聚而成痰浊，可致乳腺增生症；肝气郁而化火，灼伤脉络可致乳头出现血性样溢液。现代把肝郁气滞作为主要病因的学者较多。肝主疏泄，肝体阴而用阳，宣发而疏散。若情志不畅，肝气郁结，肝失条达，气血周流失度，循经留注乳房，凝滞结块而成。"木郁不达，乳房结癖""其核随喜怒而消长"即是佐证。很多医家根据本病乳房胀痛、结块、胸闷嗳气等症于情绪不佳、月经来潮时加重而认为，病机侧重于肝。

（9）饮食内伤：脾胃受水谷化生精微物质以营养全身各脏腑器官，使其正常发挥功能。若一味嗜食膏粱厚味、酿酒辛辣之品，可使脾胃运化功能障碍、湿热内生，痰湿之邪性黏滞，易阻气机，痰气互结，经络阻塞则致乳腺增生症；常服用雌激素类制剂及含有雌激素类的滋补品，易导致乳腺增生症。

（10）肝郁痰凝：七情内伤，情志不遂，忧郁不解，郁久伤肝，或急躁恼怒，均可导致肝气郁结，气机郁滞，乳络经脉阻塞不通，不通则痛，故而乳房疼痛；肝郁日久化热，热灼阴液，炼液为痰，故而乳房肿块；或因郁怒伤肝，思虑伤脾，脾失健运，痰浊内生，致肝脾两伤，痰气互结，形成乳房肿块。

（11）痰凝血瘀：女子乳头为厥阴肝经所主，乳房为阳明胃经所属。胃与脾相连，忧思郁怒，情志内伤，肝脾气逆。肝郁则气血凝滞，脾伤则痰注内生，痰瘀互凝，经络阻塞，结滞乳中而成乳腺增生症。

（12）阴毒内结：女子以血为用，忧思恼怒，内伤七情，均可致精血不行。气滞、寒毒、痰瘀凝结于乳络，结聚成块。

目前各医家对乳腺增生症比较认同的病因病机有肝气郁之、痰凝血瘀、冲任失调，临床各医家各有侧重。有人认为，乳房属冲任所主，冲任失调而致乳癖，调摄冲任可调整内分泌功能紊乱，是治疗乳腺增生症大法。补肾舒肝、行气活血、调养气血均是调摄冲任。也有人认为，气机失调是乳腺增生症发病基础，在治疗上提出了"养心调气"之法，以调心神、定心志、顺气机为第一要旨，而佐以化痰、散瘀、解毒之品。也有人认为，乳腺为肝疏泄的效应器官，乳腺病肝郁气滞证为"神经-内分泌-体液-免疫网络"自稳失常。还有人认为秉性抑郁，肝气犯脾、脾失健运、水湿内聚、气血郁滞、肝郁痰凝、留滞乳络则成乳核；冲任二脉起于胞宫，冲任之气血，上行为乳，下行为月水；肾阴亏虚，水不涵木，冲任失调，气血瘀滞积聚于乳房、胞宫，或乳房疼痛而结块；子病及母，热瘀互结，烦劳过度，营阴亏损，心阳内灼，引动肝阳上亢，阳盛则热，热瘀互结而成乳核。由此可见，"情志内伤，肝郁气滞；肝肾不足、冲任失调；痰瘀凝结，乳络受阻；阳明胃热，热伤血络"是本病的病机特点。对乳腺增生症患者来说，肝郁与肾虚是最主要和最基本的病因病机。

❋ 106. 中医如何治疗乳腺增生症

中医治疗乳腺增生症的疗效已经得到了公认，它的优势在于其不良反应比西药小，且以调理人体阴阳平衡为主。临床上效果有时虽不及西药快，但持续而稳定，对乳腺增生症的疼痛及结块有很好的疗效。

中医治疗疾病以辨证论治为依据。乳腺增生症表现的症状有肿块及疼痛，从病因上看与气血密切相关。从发病所影响的经脉脏腑有肝、脾、胃、肾、冲、任等。从发病机制上看主要是肝郁气滞、脾失健运、肝肾不足、冲任失调、气滞血瘀等导致了脏腑功能失调，痰瘀阻于经脉。气机不畅可产生疼痛，痰瘀阻于经脉可产生肿块。故中医治疗乳腺增生症的法则以疏肝理气、活血化瘀、健脾化痰、软坚散结、补益肝肾、调理冲任为主。

也可以根据肿块的形态、质地进行辨证治疗。如质偏软则与气关系密切，质韧与痰关系密切，质地硬与瘀、痰有关。

也有根据月经周期变化而辨证治疗的。经前以疏肝行气止痛为主,经后以补益肝肾、调理冲任为主。

药物选择上各地均有地区性差异及习惯,但常用柴胡、橘叶、白芍、郁金等以疏肝,丹参、赤芍、王不留行、川楝子、延胡索行气活血,浙贝母、陈皮、法夏、昆布、海藻等化痰软坚,仙茅、仙灵脾、巴戟天、鹿角霜、菟丝子温补肾气等。

除中药外,还可选择针灸、理疗、磁疗等方法,通过经络穴位的治疗,达到调理脏腑功能平衡的目的。同时局部外敷药物可以起到缓解疼痛的作用。

✳ 107. 乳腺增生症有哪些

中医将乳腺增生症称为"乳癖"。一般认为,乳癖是由于各种原因导致肝郁气滞或冲任失调造成,临床应予疏肝解郁,调摄冲任为大法进行辨治。

(1)温肾助阳、调摄冲任:从肝肾入手,以调理冲任为中心,持这种观点的医家认为冲任失调是本病的关键。冲为血海,任主胞胎,上主乳汁,下司胞宫。冲任之血凝滞,在上表现为乳房结块、疼痛,在下则为月经紊乱。所以认为乳癖和月经紊乱都是冲任失调的表现,因此两者常相伴发生。肝郁气滞可以是冲任失调的加重因素,所以调理冲任才是治本之法。乳腺增生症的发生当首推冲任失调。冲任失调,经脉血海该冲盈而未满,该疏泄而不畅。经前气血聚于冲任,经脉壅阻,则乳痛加剧,乳块增大;经后血海壅阻减轻,乳痛稍减,但血脉凝滞,久而不散,故结块不消。患病日久冲任受伤,月经失调,乳痛与肿块也持续不退。临床常出现月经周期紊乱,经量减少或淋漓不尽,闭、痛经,不孕等,并伴有腰膝酸软、精神怠倦、失眠多梦、耳鸣目眩等肾虚之症。经过临床和实验观察发现,温肾助阳调摄冲任为治疗乳房疾病的根本之法。从众多温阳药中筛选出性温不热,质润不燥之仙灵脾、仙茅、鹿角片、肉苁蓉、巴戟天、补骨脂等补助肾阳,调补冲任。从治本着手,佐以他法,不仅乳腺肿块、疼痛可消,同时胞宫得充,肾虚诸症均得到纠正。又孤阴不生,独阳不长,在助阳药中酌加山萸肉、天冬、枸杞子、生首乌等滋阴补肾，以期治阳顾阴，收阴生阳，阴阳平补之功。温肾助阳，调摄冲任从根本上调整内分泌紊乱，调整体内阴阳平衡，是诊治乳房疾病的根本之法。

（2）温阳散结：持这种观点的医家注意到，乳癖之肿块，不红、不肿，发展缓慢，以阴阳而论当属阴证。因此认为本病当属肾阳不足。治疗以温阳散结为法。在此基础上，酌加理气化痰祛瘀之品。

（3）补肾调冲任：从肾着手，以调理冲任为中心，持这种观点的医家认为，冲任失调是关键，治以补肾调冲为主，辅以疏肝化痰、活血化瘀等法。

（4）疏肝理气、调畅气机：强调审因论治，以治肝为主；从肝着手，以疏肝理气为中心。持这种观点的人认为，中医治病强调审因论治。本病的根本病因是肝气郁结。而痰凝、血瘀以及脾、肾冲任受损所表现出来的症候群均是在肝郁基础上发生的。故无论分为多少个证型，其治法应该是一致的，即以疏肝理气为基本法则，在疏肝理气的基础上，再根据兼证的不同，分别辅以活血、扶正、散结等法。女子以肝为先天，肝藏血，主疏泄，可直接调节冲任之血海的盈亏。由于情志不畅、久郁伤肝，或精神刺激、急躁恼怒，均可导致肝气郁结、气机瘀滞、乳络阻塞，不通则痛而引起乳房胀痛；蕴积于乳房胃络，气滞血凝即可形成乳房结块。故疏肝理气，调畅气机也为治疗乳房疾病的重要法则。临证取药常以理气活血药同用，并从众多的理气药中选出了郁金、川芎、莪术、丹参等血中之气药，及香附、柴胡等气分中之血药，以及枳壳、延胡索、青皮、川楝子、香橼、佛手等药，意在调畅气机。气行则血行，气顺则血顺，气血通畅，则瘀结自消。

（5）活血化瘀、疏通乳络：乳腺增生症治疗应以活血化瘀为主。无论从中医学的瘀血机理认识，还是从现代医学血液理化特性的研究来看，活血化瘀法皆应贯穿乳腺增生症治疗始终。乳腺增生症临床上以固定性疼痛及肿块为主症，两者均为血瘀症的表现。肝气不疏，气机阻滞，久则由气及血，使血行不畅，经隧不利，乳络闭阻，气滞血瘀，凝结成块，不通则痛。在乳腺增生症的患者中常伴有经行腹痛，经量偏少，经色偏暗及血块等血瘀症状。气滞血瘀、痰瘀凝阻也是乳腺增生症发病的病理基础。临床上常用活血和营为常法，当归、赤芍、桃仁、红花、三棱、莪术、泽兰、益母草等活血化瘀药，王不留行、丝瓜络、路路通等疏通乳络。以气血通畅为目的，在应用活血化瘀药同时，也要注意使用一些理气之品，如香附、柴胡、延胡索等，使气血通畅则肿块消散于无形。活血化瘀、疏通乳络法的应用，可以有效地改善局部组织的血液循环，改善患者的"高凝"状态，从而减少瘤细胞的滞留机会，对防止癌细胞的着床和转移有着重要的意义。

（6）化痰软坚、消肿散结：乳房疾病多与情志的变化有密切的关系。思虑伤脾，或肝郁气滞横犯脾土，均可导致脾失健运，痰湿内生；肾阳不足，不能温煦脾阳，则津液不运，而聚湿成痰；肝郁久则化热化火，灼津成痰，痰、气、瘀互结而成乳房肿块。因此，痰湿凝结在乳病发病学上也占有一定的地位。选用山慈姑、海藻、昆布、贝母、牡蛎、夏枯草、白芥子、半夏、僵蚕等化痰软坚、散结消肿，为乳房肿块的消散创造了有利的条件。

（7）清泄胃热、利湿解毒：女子乳房为足阳明经所属。阳明胃经多气多血，妇女气机多易抑郁，七情郁结日久则可化火化热，痰热互结易发为乳腺增生症。本病最基本的病机是因阳明胃热而致气痰瘀相搏结，多为实证。在此观点的基础上，又将本病分为气滞化热与气结成瘀两型，治当以清热解毒、理气活血为主。临床常以牡丹皮、山栀、龙胆草、黄芩、知母等清泄胃热，紫花地丁、泽泻、蒲公英利湿解毒。

（8）辨病辨证相结合：从病症入手，按月经周期治疗。在一个月经周期中，冲任血海有先盈后亏的生理变化。肾为先天之本，脾为后天之本，共为气血生化之源。冲任血海之充盈直接与脾肾有关；肝藏血，主疏泄，司血海，可调节冲任血海之盈亏。因此治疗上应辨证辨病相结合，根据月经周期不同阶段分期用药。月经前半期顺冲任应充盈时益之，在补肾调冲任基础上，立理气化瘀散结法；月经后半期顺其疏泄时导之，立疏肝理气，活血通络法。

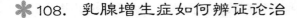

✱ 108. 乳腺增生症如何辨证论治

（1）冲任失调：多见于中年女性，乳房肿块为本型特征，乳痛症状相对较轻，乳房肿块和疼痛与月经周期的变化也无气滞型明显。本型患者多伴有月经失调、经期紊乱、月经提前、月经量少、月经淋漓不尽，同时尚见面色少华、腰膝酸软、耳鸣目糊、精神倦怠、失眠多梦、舌苔薄白，脉濡细。治宜补益肝肾，调摄冲任。方用四物汤合二仙汤加减：仙茅10g，仙灵脾10g，肉苁蓉10g，制何首乌15g，柴胡6g，当归10g，白芍12g，鹿角胶10g，熟地黄12g，制山甲10g，香附10g，青皮、陈皮各6g。水煎，每日1剂，分2次服。

（2）肝郁气结：多见于青年女性，病程较短，性情抑郁或烦躁易怒，乳房结块疼痛月经前加重，月经后明显减轻，乳房可触及片块肥厚乳腺小叶，乳房肿块表面结节呈颗粒感，触痛明显，月经经期紊乱、痛经，兼有胸闷胁胀、失眠多梦、舌质淡红或紫、舌胖边有齿痕、苔薄白，脉弦细。治宜疏肝理气、化痰通络。方用加味逍遥散合桃红四物汤加减：柴胡9g，香附9g，青皮、陈皮各6g，当归12g，白芍12g，川芎12g，延胡索10g，莪术15g，郁金10g，桃仁10g，红花10g，橘叶、桶络各5g。水煎，每日1剂，分2次服。

（3）肝郁化火：多见于更年期女性，或素体阴虚火旺者。症见形体消瘦、午后潮热、精神不振、虚烦不寐、多梦或有头晕、易于激怒、口干、月经周期紊乱。乳房结块胀痛而感灼热。舌边尖红、苔少或薄黄，脉弦细数。治宜理气清肝、化痰软坚。方用丹栀逍遥散合消瘰丸化裁：牡丹皮、栀子、柴胡、川贝母、全瓜蒌、白芍各10g，夏枯草8g，青皮、陈皮各6g，牡蛎（先煎）、海藻、昆布各15g，玄参、当归各12g。水煎，每日1剂，分2次服。

（4）气滞痰凝：多见于未婚青年女性，也可见于中年女性。乳房肿块可以单发，也可多发，肿块形如丸卵，大小不一，小者如弹丸，大者如桂圆、鸡卵，肿块皮色不变，质地坚实，表面光滑，边界清楚，活动度大，肿块与皮肤不相粘连，肿块也可包埋在增生的乳腺组织之中，肿块按之不痛，少数有轻度胀痛，肿块大小不随月经周期或情绪的变化而改变，也可在月经后肿块略有缩小，部分患者可见痛经或月经延期，一般无全身虚损症状，舌苔薄白，舌质淡紫，脉弦滑。治宜活血化瘀、软坚散结。方用逍遥蒌贝散加减：柴胡10g，当归6g，白芍12g，茯苓15g，白术10壳，瓜蒌15g，贝母12g，半夏10g，南星10g，生牡蛎（先煎）30g，山慈姑10g。水煎，每日1剂，分2次服。

（5）气滞血瘀：两侧乳房刺痛或胀痛，乳房疼痛常涉及胸胁及肩背部。口干不欲饮，月经可有血块，经行腹痛。舌质紫黯或舌边有瘀斑，脉细涩。治宜疏肝理气、活血止痛。方用桃红四物合失笑散加减：熟地黄15g，川芎10g，白芍10g，当归15g，桃仁10g，红花10g，五灵脂10g，蒲黄10g，牡蛎20g，海藻15g，昆布15g。自觉发热者，可加栀子10g，丹皮10g，三七10g。水煎，每日1剂，分2次服。

（6）阳虚寒凝：乳癖之肿块不红、不肿，发展缓慢。乳房胀痛亦以经前期明显，经后则减轻或消失。可伴月经失调，经少而淡或闭经。患者腰酸乏力，精神不振，面色少华或畏寒肢冷，大便溏，小便清长。舌体胖淡、边有齿痕，脉沉或沉细。治宜温阳散寒。方用阳和汤化裁：鹿角霜20g，黄芪30g，肉桂10g，炒白芥子15g，姜半夏15g，麻黄3g，细辛3g，川楝子10g，皂刺10g，瓜蒌30g。水煎，每日1剂，分2次服。

✻ 109. 乳腺增生症如何用中成药治疗

（1）乳块消胶囊（片）：由橘叶、丹参、皂角刺、王不留行、川楝子、地龙组成。胶囊剂1次口服4～6粒，每日3次。片剂1次4～6片，1日3次。具有疏肝理气、活血化瘀、消散结块的功效。适用于肝气瘀结、气滞血瘀的乳腺增生症。

（2）乳康片：由夏枯草、丹参、三棱、莪术、乳香、没药、玄参、牡蛎、浙贝母、瓜蒌、海藻、黄芪、白术、鸡内金、天冬组成。饭后温开水送服。每次5～8片，每日2次，20天为1个疗程。间隔5～7天，继续第2个疗程，亦可连续服药。具有疏肝解郁、行气止痛、活血化痰散结的功效。适用于肝郁气滞、痰瘀互结之乳腺增生症。

（3）乳癖消胶囊（颗粒、片）：由鹿角、鸡血藤、红花、三七、牡丹皮、赤芍、蒲公英、连翘、天花粉、玄参、夏枯草、漏芦、昆布、海藻、木香组成。胶囊剂1次口服5～6粒，每日3次。颗粒剂1次8g，每日3次。片剂1次小片5～6片，或大片3片，每日3次。具有软坚散结、活血消痈、清热解毒的功效。适用于痰热互结所致的乳腺增生症。

（4）乳核散结片：由海藻、昆布、山慈姑、鹿衔草、柴胡、郁金、漏芦、淫羊藿、黄芪、当归等组成。每次口服4片，每日3次，温开水送服。连续服用30～45天为1个疗程。具有疏肝解郁、软坚散结、调理冲任的功效。适用于肝郁气滞、痰瘀互结所致的乳腺增生症。

（5）乳增宁胶囊（片）：由艾叶、淫羊藿、天冬、柴胡等组成。胶囊剂口服1次4粒，每日3次。片剂1次4～6片，每日3次。具有益肾温经、疏肝解郁、养血益胃、调理冲任、消核散结的功效。适用于各种证型的乳腺增生症。

（6）乳疾灵颗粒：由柴胡、丹参、香附、青皮、赤芍、鸡血藤、王不留行、牡蛎、民布、海藻、菟丝子、淫羊藿组成。温开水冲服，每次1～2袋，每日3次。具有疏肝解郁、调理冲任、散结消痛的功效。适用于肝郁气滞、痰瘀互结、冲任失调引起的乳腺增生症。

（7）小金片：由麝香、木鳖子、制草乌、枫香脂、乳香、没药、五灵脂、当归、地龙、香墨组成。口服每次4片，每日3次，温开水送服。具有散结消肿、化瘀止痛的功效。适用于阴疽初起、皮色不变、肿硬作痛、多发性脓肿、瘿瘤、瘰疬、乳岩、乳癖。

（8）小金丹：由麝香、木鳖子、制草乌、枫香脂、乳香、没药、五灵脂、当归、地龙、香墨组成。每次口服1粒，每日2～3次，温开水送下。具有散结消肿、化瘀止痛的功效。适用于阴疽初起、皮色不变、肿硬作痛、多发性脓肿、瘿瘤、瘰疬、乳岩、乳癖。

（9）六味地黄丸：由熟地黄、山茱萸、山药、泽泻、牡丹皮、茯苓组成。每次口服6g，每日2次，开水送服。具有疏肝解郁、调理冲任、散结消痛的功效。适用于冲任不调之乳腺增生症。

（10）乳核内消液：由浙贝母、当归、赤芍、茜草、香附、丝瓜络、郁金等组成。每次口服1支（10ml），每日2次。适用于治疗经期乳房胀痛有块，月经失调或量少色紫成块及乳腺增生症。乳块坚硬，经后无变化及月经量多，面白脉弱者慎用。

（11）犀黄丸：由犀黄、麝香、乳香、没药等组成。口服，每次3g，每日2次，温开水或黄酒送服。孕妇忌服，体弱者慎用。具有疏肝理气，化痰散结的功效。适用于肝气郁结型之乳腺增生症。

（12）二至丸：由女贞子、墨旱莲组成。每次口服9g，每日2次。具有调补肝肾、化痰散结的功效。适用于肝肾阴虚型之乳腺增生症。

（13）散结灵胶囊：由乳香、没药、五灵脂、木鳖子、草乌、当归、地龙、枫香脂、香墨、石菖蒲组成。口服。每次3粒，每日1～3次。具有活血止痛、温通散结的功效。适用于寒凝血瘀型之乳腺增生症。

（14）逍遥丸：由柴胡、白芍、当归、茯苓、白术、炙甘草、薄荷、生姜组成。每次口服6～9g，每日3次，开水送服。具有疏肝解郁、健脾养血的功效。适用于乳腺增生症属肝郁气结型者。

（15）逍遥颗粒：由柴胡、当归、白芍、白术、茯苓、甘草、薄荷、生姜、蔗糖、糊精、乙醇组成。每次1袋（15g），温开水冲服，每日2次。忌辛辣、生冷食物，孕妇忌服。具有舒肝健脾、养血调经的功效。适用于乳房作胀、乳腺小叶增生或囊性增生等症。

（16）天冬素片：由天冬素等组成。每日口服2次，每次1片，4～6周为1个疗程。具有活血止痛、温通散结的功效。适用于治疗女性乳腺小叶增生与男性乳房发育症。

（17）内消瘰疬丸：由夏枯草、海藻、蛤壳、连翘、白蔹、大青盐、天花粉、玄明粉、浙贝母、枳壳、当归、地黄、熟大黄、玄参、桔梗、薄荷、甘草组成。每次口服9g，每日1～2次。具有清肝降火、化痰软坚、散结消肿的功效。适用于痰湿凝滞所致乳腺增生症。

（18）消咳片：由郁金、丹参、玄参、牡蛎、浙贝母、半枝莲、夏枯草、漏芦、金果榄、白花蛇舌草、海藻、昆布、芥子、甘草组成。口服，温开水冲服，每次4～7片，每日3次，饭后服用，连服3个月为1个疗程。具有行气活血、化痰通络、软坚散结的功效。适用于肝郁气滞、痰瘀互结所致的乳腺增生症。

（19）复方夏枯草膏：由夏枯草等组成。每次口服9g，每日2次。具有散结、消肿的功效。适用于瘰疬、乳痈肿痛、乳腺增生症的治疗。

（20）平消（胶囊）片：由枳壳、仙鹤草、五灵脂、郁金、马钱子、火硝、干漆、白矾组成。片剂每次口服4～8片，每日3次，温开水送服。胶囊剂每次4～6粒，每日3次，餐后温水送服，经期停用。具有活血化瘀、止痛散结、清热解毒、扶正祛邪的功效。适用于瘰疬、乳痈肿痛、乳腺增生症的治疗。

（21）桂枝茯苓胶囊：由桂枝、茯苓、桃仁、白芍、牡丹皮组成。每日3次，每次3粒，温开水吞服。具有活血、化瘀、消癥的功效。适用于瘀血阻络型之乳腺增生症。

（22）乳宁颗粒：由柴胡、香附、丹参、当归、赤芍、王不留行、青皮、陈皮、白芍、白术、茯苓、薄荷组成。温开水冲服。每次1袋，每日3次。20天为1个疗程，或遵医嘱。具有舒肝养血，理气解郁的功效。适用于肝气郁结所致的乳腺增生症。

（23）五海瘿瘤丸：由海带、海藻、海螵蛸、蛤壳、夏枯草、白芷、川芎、木香、海螺组成。每次口服1丸，每日2次。具有化痰软坚、理气活血、散结消肿的功效。适用于痰凝气滞型之乳腺增生症。

（24）柴胡舒肝丸：由柴胡、陈皮、芍药、枳壳、川芎、甘草、制香附组成。每次6～9g，每日3次，空腹温开水送服。具有疏肝理气、缓急止痛的功效，适用于乳腺囊性增生症。

（25）乳结平胶囊：由芦笋粉、菠萝蛋白酶等组成。每次4～6粒。每日3次，温开水送服。具有祛瘀散结、消炎镇痛的功效。主治冲任失调型乳腺小叶增生。

（26）右归丸：由熟地黄、山药、肉桂、枸杞子、山茱萸、杜仲、制附子、菟丝子、鹿角胶、当归组成。每次9g，每日3次，淡盐汤送服。具有温补肾阳的功效，主治冲任失调型乳腺小叶增生。

（27）乳癖舒胶囊：由瓜蒌皮、蒲公英、丹参、赤芍、土贝母、柴胡、延胡索组成。每次口服5粒，每日3次。具有疏肝解郁、活血解毒、软坚散结的功能；用于肝气郁结、毒瘀互阻所致的乳腺增生、乳腺炎等症。

（28）乳癖清胶囊：由柴胡、青皮、瓜蒌皮、山慈姑、鹿角霜、土木香、土贝母、夏枯草、冬虫夏草、重楼、五气朝阳草、当归组成。每次口服5粒，每日3次。具有活血化瘀、软坚散结、理气止痛、调节内分泌；适用于乳痛病、乳腺炎、乳腺增生（乳房肿块）、小叶增生、纤维瘤、乳腺囊性增生、经期乳房胀痛等乳腺疾病。

（29）乳癖康片：由夏枯草、橘叶、丹参、红花、郁金、皂角刺、香附、地龙组成。口服，每次5片，每日3次。具有疏肝理气、活血化瘀、消散乳癖的功效。适用于肝气郁结、气滞血瘀所致的乳腺增生、乳房胀痛。

110. 治疗乳腺增生症的验方有哪些

（1）柴胡9g，白芍12g，当归9g，茯苓10g，白术10g，炙甘草3g，象贝母10g，全瓜蒌9g（切），昆布12g，夏枯草9g，牡蛎30g（先煎），橘核9g，合欢皮9g，八月札9g，广郁金9g。每日1剂。将上药加清水早晚各煎1次，取汁。早晚各1次，温热口服。具有疏肝理气、化痰软坚的功效。适用于肝郁痰凝型乳腺增生。

（2）仙茅9g，淫羊藿10g，当归9g，白芍10g，知母10g，黄檗9g，熟地黄12g，川芎6g，柴胡9g，郁金9g，巴戟天9g，山茱萸9g，川楝子12g。腰酸乏力者，加黄芪12g、菟丝子10g、杜仲9g，经少色淡者，加党参9g、阿胶（烊冲）9g、女贞子10g；经闭者，加莪术15g、红花6g。每日1剂。将上药加清水早晚各煎煮1次，取汁。早晚各1次，温热口服。具有调摄冲任、疏肝活血的功效。适用于冲任失调型乳腺增生。

（3）菊花、玫瑰花各10g，青皮6g。上药开水冲泡。代茶饮。具有清热散结的功效。适用于乳腺增生症。

（4）瓜蒌30g，橘叶、橘核各9g，乳香、没药各3g，甘草3g。水煎取药汁。分2次代茶饮。具有疏肝散结的功效。适用于乳腺增生症。

（5）香附15g，莪术10g，柴胡10g，赤芍10g，橘叶10g，郁金10g。水煎取药汁。2次分服，每日1剂。具有解郁止痛的功效。适用于乳腺增生症。

（6）白芍10g，当归、制香附各9g，青皮6g，柴胡、枳壳各5g。水煎取药汁。2次分服，每日1剂。具有疏肝散结的功效。适用于乳腺增生症。

（7）金橘叶（干品）30g。秋季金橘成熟采摘后，收集金橘叶，洗净，晒干或烘干，贮存备用，或从中药店购买，经拣杂、洗净、晾干后切碎，放入砂锅，加水浸泡片刻，用中火煎15分钟，以洁净纱布过滤，去渣，取汁放入容器中，代茶饮，或当饮料，早晚2次分服，服食时，频频饮用之。具有疏肝理气、化痰软坚的功效。适用于肝郁痰凝型乳腺增生症。

（8）青皮120g，米醋600g。将青皮浸入米醋24小时，然后晾干，烘焦研末，用冷开水调成糊状。敷于患处，外盖消毒纱布，用胶布固定。具有疏肝止痛、破气消积的功效。适用于女性乳腺增生症。

（9）三棱30g，莪术30g，水蛭30g，天花粉30g，凡士林适量。以上前4味共研细末，分成15份，每取1份，用凡士林调成膏状。敷于患处，外盖消毒纱布，用胶布固定。具有行气止痛、消积散结的功效。适用于女性乳腺增生症。

（10）香附子120g，陈酒、米醋各适量。以上前1味研为细末，用陈酒、米醋拌湿为度，捣烂后制成饼，蒸熟。敷于患处，每日1次，干后复蒸，轮流外敷患处，每剂可用5天，然后换药再敷。具有行气解郁、散结止痛的功效。适用于女性乳腺增生症。

（11）王不留行20g，白花蛇舌草20g，赤芍21g，土贝母21g，穿山甲30g，昆布30g，木鳖子18g，莪术18g，丝瓜络15g，乳香10g，没药10g，血竭10g，麻油、黄丹各适量。以上前9味浸入麻油内煎熬至渣，去渣滤净，加入黄丹充分搅匀，熬至滴水成珠，再加入乳香、没药、血竭，搅匀成膏，倒入凉水中浸泡，15天后取出，隔水烊化，摊于布上。用时将膏药烘热，贴在肿块或疼痛部位，7天换药1次，3次为一疗程，休息3～5天再进行下一个疗程。具有活血理气、解毒散结的功效。适用于女性乳腺增生症。

（12）栝蒌、连翘、川芎、红花、寄生、泽兰、大黄、芒硝、鸡血藤、丝瓜各等份。以上10味装入布袋，蒸熟后外洒白酒，热熨患处。具有宽胸散结、活血化瘀的功效。适用于女性乳腺增生症。

（13）大黄50g，乳香15g，没药15g，生南星15g，芒硝50g，露蜂房20g，凡士林适量。以上前6味共研细末，用凡士林调成膏状，涂敷于患处，每日1次，连用10天为一疗程。具有清热解毒、散结化瘀的功效。适用于女性乳腺增生症。

（14）陈皮80g，夏枯草、王不留行、丝瓜络各30g。水煎取药汁。每日1剂，分早晚服。具有健脾燥湿、理气散结的功效。适用于乳腺增生症。

（15）蒲公英30g，木香30g，当归30g，白芷30g，薄荷30g，紫花地丁18g，瓜蒌18g，黄芪18g，郁金18g，麝香4g。以上10味共研细末。将脐区用酒精棉球消毒，再将药末0.4g撒于脐内，然后用干棉球轻压并按摩片刻，最用胶布固定，每3天换药1次，连用8次为一疗程，一般治疗3个疗程。具有活血理气、解毒散结的功效。适用于女性乳腺增生症。

（15）柴胡9g，白芍12g，当归9g，茯苓10g，白术10g，炙甘草3g，象贝母10g，全瓜蒌9g（切），昆布12g，夏枯草9g，牡蛎（先煎）30g，橘核9g，合欢皮9g，八月札9g，广郁金9g。水煎服，每日1剂。具有疏肝理气、化痰软坚的功效。适用于肝郁痰凝型乳腺增生。

（16）仙茅9g，仙灵脾10g，当归9g，白芍10g，知母10g，黄檗9g，熟地黄12g，川芎6g，柴胡9g，郁金9g，巴戟天9g，山茱萸9g，川楝子12g。腰酸乏力者，加黄芪12g、菟丝子10g、杜仲9g，经少色淡者，加党参9g、阿胶（烊冲）9g、女贞子10g；经闭者，加莪术15g、红花6g。水煎服，每日1剂。具有调摄冲

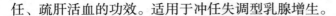

任、疏肝活血的功效。适用于冲任失调型乳腺增生。

（17）香附9g，当归10g，生地黄9g，白芍15g，川芎6g，陈皮9g，制半夏6g，贝母9g，茯神10g，青皮9g，远志9g，桔梗10g，苏叶3g，山栀6g，木通3g，甘草3g。水煎服，每日1剂。具有理气、清肝、解郁的功效。适用于乳癖（乳腺增生）结块，时时隐痛等症。

（18）瓜蒌1个，当归10g，甘草6g，没药6g，乳香6g。水煎服。黄酒4两，煎至2两，去渣，食后服。具有软坚散结、活血止痛的功效。适用于乳癖（乳腺增生）结块。串引胸胁疼痛等症。

（19）柴胡9g，当归10g，白芍10g，白术10g，茯苓10g，生甘草6g，薄荷3g，生姜3g。水煎服，每日1剂。具有疏肝解郁、理气和血的功效。适用于乳痛症。

（20）全当归30g，丹参、玄参、穿山甲各15g，香附、青皮、三棱、莪术各12g，柴胡9g，生黄芪40g，土鳖虫6g，水蛭1.5g（此二味研末，分2次药汁冲服）。水煎服。其方药量大，选用时可据证增减。具有攻坚破结、化瘀消积的功效。适用于乳癖（乳腺增生肿块坚硬疼痛者）。

（21）仙灵脾12g，鹿角9g，制香附9g，益母草30g，山慈姑9g，山楂15g。水煎2次，每日1剂，共取汁500ml，早晚各服1次。具有调摄冲任、理气活血的功效。适用于乳癖、乳核（乳腺增生症、乳腺纤维瘤）。

（22）青皮10～12g，枳壳10～12g，郁金10～12g，当归10～15g，川牛膝10～12g，川贝母10～12g，僵蚕10～15g，炒麦芽30～40g。先用冷水将每剂药浸泡20分钟后（水的比例以水没过药为准），先用大火，水开后改文火（小火），煎30分钟，放凉温服，每日1剂，早晚各服1次。具有理气调冲、活血散结的功效。适用于乳腺增生症。

（23）柴胡10g，赤白芍各10g，青皮15g，乳香10g，没药10g，牡蛎30g，夏枯草10g，海藻10g，三棱10g，橘核10g，制香附10g，当归10g，浙贝母10g。水煎分2次服，每日1剂。具有疏肝理气、活血化瘀、软坚散结的功效。适用于乳核

（囊性乳房病）。

（24）陈蛀全瓜蒌3个（越大越好），生地黄150g，土贝母、生香附、煅牡蛎各120g，漏芦、白芥子、茯苓、炒麦芽各90g，王不留行、制半夏、全当归、橘叶、炒白芍、小青皮、陈皮各60g，炮山甲、木通、川芎、甘草各30g。共研细末，用蒲公英、连翘各60g，水煎成药液泛成水丸，晒干，置石灰缸内收贮，勿使受潮。每日3次，每次服6g，饭后服，须连续服用，勿间断，至愈为度。凡椒、姜、海味、辛热等饮食忌用，切戒烦恼及烦劳。具有疏肝理气、软坚散结的功效。适用于乳腺增生症。

（25）鹿角霜12g，淫羊藿15g，熟地黄21g，麻黄3g，白芥子9g，海藻15g，昆布15g，半夏9g，穿山甲9g，浙贝母9g，夏枯草12g，生牡蛎30g，三棱9g，莪术9g，柴胡9g，香附9g。肝郁重者，柴胡、香附量加至12g，另加青皮9g；阳虚明显者，加肉桂6g；乳房胀痛重者，加橘叶9g，生麦芽15g，山楂15g；肿块难消者，加土贝母6g，山慈姑6g；乳头有黄色溢液者，加生麦芽18g，薏苡仁30g；血性溢液者，加旱莲草12g，花蕊石9g，三七粉3g冲服；兼有阴虚者，加天冬15g。水煎服，每日1剂，分2次温服，每星期6剂，15日为1个疗程。具有温肾阳、疏肝气、软坚散结的功效。适用于乳腺增生症。

（26）当归、柴胡、香附、延胡索、茯苓、郁金、青皮各10g，白芍15g，夏枯草15g，甘草5g。乳房胀痛明显者，加川楝子10g，三七粉3g，分2次冲服；肿块较大变硬者，加炮山甲10g；胸闷气短者，加瓜蒌、枳壳各10g；月经失调者，加仙灵脾、仙茅各10g。水煎服，每日1剂，月经来潮前1周开始服药，月经期停服，下次月经前1周再服。具有疏肝理气、散结止痛的功效。适用于乳腺增生症。

（27）柴胡10g，当归10g，丹参20g，浙贝母10g，制半夏10g，茯苓10g，青皮8g，香附10g，漏芦10g，全瓜蒌15g，夏枯草15g，牡蛎30g。水煎取药汁400ml，早晚各服200ml，10日为1个疗程。具有疏肝理气、化痰散结的功效。适用于乳腺增生症。

（28）柴胡6g，青陈皮5g，赤白芍15g，当归尾、川郁金、漏芦、延胡索、浙贝母、王不留行、山慈姑各12g，夏枯草18g，全虫6g。刺痛甚者，可加丹参15g或桃仁12g；胀痛甚者，可加广木香6g（后入药煎），瓜蒌30g或枳壳9g；串痛甚者，加川楝子12g；隐痛重者，白芍加至30g；疼痛向肩背放射者，可加姜黄9g，田三七粉3g（冲服）；肿块质硬者，可加金钱草30g；若兼见纳少脘痞、神疲便溏者，可加党参15g，白术12g。水煎服，每日1剂，分2次服，21剂为1个疗程。具有疏肝活血、止痛散结的功效。适用于乳腺增生症。

（29）夏枯草、王不留行、路路通、海藻各30g，柴胡、香附、青皮、川芎、三棱、莪术、浙贝母各15g，陈皮10g。每剂药煎前用冷水浸泡30分钟，然后煎，将2次煎煮的药液共取1200ml，每日3次，每次200ml，1剂服2日。月经过多者，经期停服，连续观察3个月经周期。具有疏肝解郁、化瘀散结的功效。适用于乳腺增生症。

（30）醋柴胡、郁金、香附、白芍各12g，全瓜蒌、丹参、当归尾、川芎、夏枯草、三棱、莪术各15g，麦芽20g，甘草6g。脾虚加党参、山药、薏苡仁；肝肾亏虚加玄参、生地黄、麦冬；肿块大加穿山甲、皂角刺；痛甚加玄参、川楝子。水煎服，每日1剂，1个月为1个疗程。并配合针刺，取穴：屋翳、肩井、膻中、合谷。肝火盛去合谷，配太冲；肝肾阴虚配肝俞；气血两虚配足三里、气海；月经失调配三阴交；乳痛甚配乳根。留针10～15分钟，行针1～2次；每日1次，10日为1个疗程，疗程间隔3～5日；经期停用。具有疏肝理气、散结消痛的功效。适用于乳腺增生症。

（31）柴胡、当归、白芍、香附各10g，川芎、乳香、延胡索各8g。水煎服，每日1剂，1个月为1个疗程。停用其他药。具有疏肝理气、通络止痛的功效。适用于乳腺增生症。

（32）柴胡20g，瓜蒌、橘核、海藻、昆布、王不留行各15g，莪术、茜根、山慈姑、夏枯草、桃仁、淫羊藿各10g，穿山甲12g，甘草6g。随症加减，水煎服，每日1剂，1个月为1个疗程。具有疏肝理气、软坚散结的功效。适用于乳腺囊性增生。

（33）柴胡、橘核、延胡索、当归各10g，瓜蒌皮15g，制香附、郁金、炒白芍、炮山甲、淫羊藿、仙茅、浙贝母、夏枯草各12g，鹿角霜20g，炙甘草6g。水煎服，每日1剂，20日为1个疗程，月经量多者经期停服。具有疏肝益肾、理气通络的功效。适用于乳腺增生症。

（34）公丁香、郁金、地龙、丝瓜络各15g，赤芍20g。上药共研粗末，装6cm×5cm棉白布袋2袋，外侧加1层软塑料膜，置于乳罩夹层内，非塑料膜一面紧贴乳腺并完全覆盖患处。每周1次，4周为1个疗程。具有活血通络、解郁散结，适用于乳腺增生症。

（35）柴胡9g，川楝子12g，陈皮9g，茯苓12g，白术12g，天冬12g，薏苡仁30g，红枣15g，甘草6g等。每日2次，每次9g，开水冲服。具有疏肝理气、补肾温阳、活血化瘀、化痰散结的功效。适用于乳腺增生症。

（36）柴胡10g，枳壳15g，白芍15g，生地黄15g，党参25g，黄芪15g，郁金15g，甘草8g。痛甚者加香附、延胡索各15g；阴虚明显者加玉竹、女贞子各15g；痰热明显者加瓜蒌15g、浙贝母20g；质较坚，或久治不散者加丹参、鳖甲。于经净开始服用，至行经第一天止服，每月服药24日，24日为1个疗程，需3个疗程。具有疏肝解郁、活血祛瘀、化痰散结的功效。适用于乳腺增生症。

（37）当归8g，川芎8g，生地黄8g，白芍8g，制乳香6g，制没药6g，川贝母15g，黄芪20g，丹参12g，三棱9g，莪术9g，柴胡3g，甘草6g。水煎服，每日1剂，分早晚2次服，7日为1个疗程。具有养血散结的功效。适用于乳腺增生症。

（38）柴胡10g，白芍15g，当归12g，郁金10g，香附10g，丹参20g，甘草6g，枳实8g，荔枝核15g，川芎10g，延胡索12g。若兼气血亏虚加黄芪30g，熟地黄30g，党参20g；乳房胀痛明显加香橼15g，佛手10g；乳块较硬加橘核15g，三棱10g，炙穿山甲（先煎）15g；胸闷胀痛，口苦心烦加龙胆草15g，栀子（打）15g；月经失调加益母草20g，赤芍12g。水煎分2次服，每日1剂，每次经前7日开始服药。经期停服，经后继续服。具有疏肝理气散结的功效。适用于乳腺增生症。

（39）郁金15g，佛手12g，荔枝20g，橘核20g，枳实12g，昆布15g，炮山甲10g，乳香10g，没药10g，仙灵脾15g，补骨脂15g，炒麦芽20g。外敷用大黄、芒硝各5份，冰片1份。每日1剂，日服3次，1个月为1个疗程。服药期间停服其他药物，经期则予中药外敷。将外敷方研末过筛100目，装瓶密封备用。用时取适量陈醋调成糊状，敷于患处，外盖医用纱布或清洁手帕，胸罩固定，每日1次。具有调肝益肾、化痰散结的功效。适用于乳腺增生症。

（40）柴胡12g，香附12g，枳壳10g，炮穿山甲10g，鸡血藤30g，桃仁10g，红花10g，川芎10g，橘核12g，瓜蒌30g，王不留行15g，郁金30g，丝瓜络12g，桂枝4g，甘草10g。肝郁化火去柴胡加佛手12g、川楝子10g；血虚加当归12g；肝阴不足加白芍30g、天麻30g；气虚加黄芪30g；阳虚加炮附子9g；冲任不调加淫羊藿30g、鹿角胶12g；肿块质硬加夏枯草15g、牡蛎30g。分2次煎服，每日1剂。具有疏肝理气、祛瘀活血、散结通络的功效。适用于乳腺增生症。

（41）柴胡、赤芍、白芍、香附、川楝子、橘核、延胡索、瓜蒌、全蝎等12味药，等量，研末。约100g。经净1周后，至下次经至，将上药（1袋），炒热加酒、醋等量，文火炒成糊状，装入20cm×15cm两个双层纱布袋内，热敷患处。每次8小时，每日1次。每袋用3次，每次用前均炒热。观察3个月经周期。具有理气止痛、软坚散结的功效。适用于乳腺增生症。

（42）香附、橘核、丹参各15g，柴胡、茯苓、白芍、当归、王不留行、半夏、地鳖虫、浙贝母各10g，炙鳖甲20g（先煎）。乳房胀痛甚加川楝子、青皮；肿块较大加三棱、莪术、制穿山甲；气虚加黄芪、人参；血虚加当归、白芍倍量；肾阳虚加淫羊藿、巴戟天；肾阴虚加女贞子、墨旱莲。月经干净后3日开始，水煎服，每日1剂；10日为1个疗程。具有理气活血、消癥通络的功效。适用于乳腺增生症。

（43）熟地黄15g，肉桂、麻黄、姜炭、生甘草各6g，鹿角胶（烊）、白芥子12g。肿块大、质硬加浙贝母、牡蛎、穿山甲；肿块刺痛甚、舌质紫、脉沉涩加三棱、莪术、延胡索；乳汁不行加通草、王不留行；气滞加郁金、青皮、柴胡。水煎服，每日1剂；10日为1个疗程。具有温阳散结的功效。适用于乳腺增生症。

（44）仙茅、淫羊藿、鹿角霜、当归、巴戟天、肉苁蓉、浙贝母各15g，柴胡、郁金、三棱各12g，青皮、夏枯草各10g，生牡蛎20g。水煎服，每日1剂。并用芒硝50g，生大黄粉10g，装布袋中外敷患处，每3日1次。具有调摄冲任、散结通络的功效。适用于乳腺增生症。

（45）鹿角霜12g，淫羊藿15g，熟地黄21g，麻黄3g，白芥子9g，海藻15g，昆布15g，半夏9g，穿山甲9g，浙贝母9g，夏枯草12g，生牡蛎30g，三棱9g，莪术9g，柴胡9g，香附9g。肝郁重柴胡、香附各改为12g，加青皮9g；阳虚明显加肉桂6g；乳房胀痛重加橘叶9g，生麦芽15g，山楂15g；肿块难消加土贝母6g，山慈姑6g；乳头溢黄色液体加生麦芽18g，薏苡仁30g；溢血性液体加墨旱莲12g，花蕊石9g，三七粉3g（冲服）；兼有阴虚加天冬15g。水煎服，每日1剂，分2次温服；15日为1个疗程。具有温阳补虚、散结通络的功效。适用于乳腺增生症。

（46）丹参、牡蛎、夏枯草、鱼腥草各30g，紫草、浙贝母各12g，乳香、没药各10g，大青叶、淡竹叶各15g，甘草3g。每日服药3次，每次50ml，20日为1个疗程，月经期间停服。具有活血消瘀、软坚散结、清热解毒的功效。适用于乳腺增生症。

（47）乳没各10g，夏枯草10g，玄参15g，贝母10g，莪术10g，黄药子10g，柴胡10g，青皮10g，王不留行20g，蜂房10g，炮穿山甲10g，山慈姑20g。外贴时在上方基础上加入冰片10g，肉桂10g，丁香10g，小茴香10g。将内服方药经制剂室用2号目筛均匀粉碎，100g装1袋，于患者月经来潮前10日煎汤内服，每日1袋，每月服15袋，连服3个月为1个疗程。将消乳增外贴方，用120目筛研末，取20～30g于月经来潮前3～7日，用姜汁等拌为糊状，贴于肿块部位，每2～3日贴1次。每月贴3次。具有疏肝理气止痛、活血通络散结的功效。适用于乳腺增生症。

（48）1号合剂：生地黄、天麦冬、墨旱莲、女贞子、当归、白芍、仙灵脾、菟丝子、青陈皮、荔橘核。2号合剂：夏枯草、仙茅、香附、仙灵脾、白芍、肉苁蓉、路路通、青陈皮、白芥子、当归、生地黄。3号合剂：柴胡、郁金、青陈皮、瓜蒌、荔橘核、当归、白芍、仙灵脾、菟丝子、香附、夏枯草、路路通。分别于月经干净后1日、经前14日和经前3日服用系列乳癖合剂1、2、3号3日，每日2次，每次20ml。每个月经周期为1个疗程，共1～4个疗程。具有调摄冲任、理气消癖、化痰散结的功效。适用于乳腺增生症。

（49）1号：柴胡50g，枳壳50g，浙贝母50g，赤芍50g，郁金50g，桃仁30g，半夏5g，胆南星30g，瓜蒌50g，橘红50g，丝瓜络100g，桔梗50g，当归50g，夏枯草75g。2号：鸡血藤75g，浙贝母30g，桃仁30g，云苓30g，丹参15g，白术50g，黄芪150g，胆南星50g，当归50g，瓜蒌50g，煅瓦楞子150g，青木香50g，乳香50g，没药50g。制成药剂。每次服用1g，每日3次，1个月为1个疗程。具有解郁理气、活血化痰的功效。适用于乳腺增生症。1号主治肝郁气滞痰结型乳腺增生；2号主治肝郁气滞血瘀型乳腺增生。

（50）柴胡、瓜蒌、陈皮、郁金、牡蛎、穿山甲、香附、延胡索、云苓、橘核、甘草。肝郁气滞型加王不留行、木香以行气消肿；肝郁痰凝型加浙贝母、白芥子以去胁里膜外之痰；气滞血瘀型加丹参助活血化瘀行滞；肝胆湿热加龙胆草以清肝胆实火与湿热。水煎服，每日1剂，3个月为1个疗程。停药后随访3个月。具有疏肝解郁、散结止痛的功效。适用于乳腺增生症。

✱ 111. 陆德铭教授治疗乳腺增生症有何经验

乳腺增生症属中医学"乳癖"之范畴。陆德铭教授认为"乳癖"之为病，当责之于冲任失调，气滞血瘀。中医学认为，乳房的生理、病理与脏腑、气血、经络有密切关系，尤其与冲任二脉，肾、肝、胃三经关系最为密切。冲任二脉为奇经八脉之一，冲脉为血之海，任脉主一身之阴，冲任二脉皆起于胞中，上行至胸中，连接乳房。冲任二脉之血气可同时作用于胞宫和乳房，促进胞宫和乳房的发育及其功能活动，可见乳房与胞宫通过冲任二脉之联系而上下连通，冲任之功能变化，直接影响着乳房和胞宫的生理变化。

陆德铭教授认为，脏腑功能失调，气血失调，均可致冲任失调而成乳癖病，其中与冲任二脉关系最为密切。任主胞脉，胞脉系于肾，冲任与肾脉相并而行，得肾阴滋养，而肾为先天之本，肾气化生天癸，天癸源于先天，藏于肾，可激发冲任通盛；冲任下起胞宫，上连乳房，其血气可促进胞宫和乳房发育及其功能活动。肾气、天癸、冲任相互影响，构成一个性腺轴，成为女性月经周期调节的中心，而肾气为此性腺轴之中心，肾气不足，则天癸不充，冲任二脉不盛，胞宫和乳房必同时受累而发病。又肝肾同源，肝藏血及主疏泄之功能有赖于肾气之温煦资助，肾气不足，冲任失调，肝失所养，肝主疏泄失常，肝郁气滞，血液瘀滞，积聚于乳房，就可导致乳癖病的发生；若忧思恼怒，抑郁寡欢，肝郁气滞，气机阻滞，经隧不畅而致血瘀，瘀阻乳络结而成块，而冲任受盛于肝肾，肝气不舒，也可致冲任失调，日积月累，最终形成"乳癖"。故陆教授认为，乳腺增生症病机为冲任失调，气滞血瘀，二者互为因果，相互影响。

陆德铭教授认为，"乳癖"可多见有经前乳房疼痛加剧，肿块增大，经后疼痛减轻，肿块缩小。结合现代医学理论分析，乳腺增生症与周期性激素分泌失调或乳腺组织对激素的敏感性增高有关，即黄体期雌激素相对或绝对升高，长期刺激乳腺组织，同时孕激素分泌不足，失去节制和保护作用所致；或黄体期催乳素异常增高，直接刺激乳腺组织和进一步抑制孕激素的分泌，导致雌激素升高刺激乳腺而发病。故只有纠正这种内分泌紊乱，才能从根本上防止并逆转本病的发生和发展。调摄冲任治疗乳腺增生症，可调整不平衡的性激素水平，在临床上取得了满意疗效，其法有二。①补肾助阳调冲任：冲任二脉无本脏，不能独行经，隶属于肝肾二脏，肾气盛则冲任足，又由于肾、冲任、天癸三者共同构成一个以肾为中心的性腺轴，故通过温补肾阳的方法可以达到调摄冲任的目的。②疏肝活血调冲任：女子以肝为先天，肝藏血，主疏泄，可直接调节冲任血海之盈亏，但肝体阴而用阳，易于怫郁，忧思恼怒，抑郁寡欢，则肝郁不达，气滞血瘀，而致冲任失调，乳房受累而生乳癖。又气为血之帅，血为气之母，气血互根，气行则血行，气顺则血顺，气血通顺，则冲任自调，故疏肝活血也可调冲任。

陆德铭教授以上认识，拟定了调摄冲任，疏肝活血的基本方：仙茅、仙灵脾、肉苁蓉、莪术、桃仁、制香附、延胡索等，其用药有如下特点。

药宜温和，慎用寒凉：陆师遣方，在诸药配伍中，最重温阳，常用仙茅、鹿角片等温补肾阳而调补冲任之品，即使阴虚患者，也不主张大量使用甘寒养阴之品。主张选用性温不热，质润不燥之仙灵脾、肉苁蓉等为主药，而辅以养血滋阴之当归、白芍、生首乌等，以取阳生阴长，阴阳互生之效。

陆德铭教授强调气血以通为用，临证选用活血化瘀时，多配伍理气之品，选用莪术、郁金、川芎等血中之气药，香附、柴胡等气分中之血药，常使肿痛消散于无形。对病程长，肿块坚硬难消者，常于方中酌加鹿角片等血肉有情之品，以填补奇经精血，营养冲任，并重用破瘀散结之品，如穿山甲、三棱、莪术、海藻等，亦有良效。

现代药理研究证实，温阳药大多有性激素样作用，具有促进性腺性器官的发育，调整不平衡性激素等作用，故对乳腺增生症有直接防治作用。而活血药可改善局部血液循环，减轻炎性物质渗出，抑制组织内单胺氧化酶活力，抑制胶原纤维合成，从而促使乳腺内肿块及纤维吸收，终止或逆转本病的病理生长，温阳药与活血药两者同用，相得益彰。海藻、昆布可调节机体内分泌功能，并可促使病态组织的崩溃和降解，桃仁、丹参可抑制胶原纤维合成，促进纤维吸收，生首乌可抑制组织单胺氧化酶的活性，生山楂能抑制催乳素分泌等。

陆德铭教授治疗乳腺增生症概括而言有如下特点，即整体与局部兼顾，辨证与辨病结合，中药功效与现代药理结合。陆德铭教授治疗乳腺增生症注重整体，采用调摄冲任之法，从整体上调整患者的内环境，同时也不忽视局部。如患者乳房肿痛较剧，陆德铭教授加用理气活血化瘀之品，如郁金、桃仁、莪术等；如见乳房内肿块较硬，则加用软坚散结之品，如石见穿、山慈姑等，如此可取肿块消疼痛止之效。辨证施治是中医特色，陆德铭教授不仅注重辨证，更注重辨病，故在调摄冲任为主的同时，再根据临床表现而辨证施治，如见有胸闷不舒，胁肋刺痛者，则伍以柴胡、郁金等以疏肝解郁；月经量少愆期者，选用当归、益母草养血活血；夜寐不安者，加用珍珠母、灵磁石以重镇安神，每应手取效。陆德铭教授遣方，注重药精味少，将中药功效与现代药理研究结合起来，注重一药多用，兼顾患者合并症或并发症，从而收药精功专之效。

❊ 112. 梁剑波教授治疗乳腺增生症有何经验

乳腺增生症属中医"乳癖""乳痞""乳中结核"等范畴，为妇科常见病。临床症状见乳房周期性或月经前期胀痛，乳房肿块，大小不等，或呈结节状，可发生于一侧，双侧，甚或罗散于整个乳房，更可随情志喜怒而消长。清代沈金鳌《杂病源流犀烛》中说："乳房属胃，乳头属肝，人不知调养，愤怒所逆，郁闷所过，厚味所奉，……遂令窍闭而不通，……是以结核而成乳癖，此女子常患之。"究其病因病机，不外郁怒伤肝，思虑伤脾，冲任失调，气滞血瘀，痰凝乳络而聚结成核。现代医学认为，本症为内分泌失调，卵巢孕激素水平低下，雌激素水平上升，引起乳腺主体和间质不同程度组织增生所致。纵观历代医家治疗此病，主要从气滞，痰凝，血瘀某一个方面辩证分型，以疏肝解郁、消痰散结、活血祛瘀为主要法则，取得了一定疗效。梁教授通过长期临床总结，运用"复元通气饮"化裁治疗乳腺增生症，取得了满意疗效。

复元通气饮组成：青皮，陈皮各10g，炒穿山甲，天花粉，浙贝母各15g，连翘12g，漏芦，木香，生甘草各6g。月经前乳房胀痛加延胡索，川楝子各12g；乳胀为主加柴胡12g，郁金15g；肝郁化火，乳房灼热加牡丹皮10g，栀子12g；乳核坚硬加王不留行15g，莪术10g，牡蛎30g；气虚加党参，黄芪各15g；血虚加鸡血藤20g，当归10g；脾虚纳差加炒麦芽，山楂，莱菔子各15g；阳虚加淫羊藿，鹿角霜各15g；若是可疑癌变者，加山慈姑15g，海藻，蒲公英30g。水煎服，日1剂。

病案举例：

翁某，女，41岁，职员，1991年3月14日初诊。自述双侧乳房有多个肿块，周期性疼痛，月经前期尤甚已5年。经过多方治疗未愈，平素性格内向。检查：双侧乳房皮色不变，各以上象限为主可以触及2～3个大小不等，形如雀卵或核桃肿块，触之不甚痛，推之可移，韧而不坚硬。腋窝淋巴结无肿大。曾做增生物组织切片检查，鉴定为乳腺增生及囊性扩大，纤维组织增生。心肺脾肝未见异常。观其舌瘦偏红，苔薄白，脉弦细稍滑。辨证属肝气郁结，痰凝乳络。治宜解郁散结，祛痰软坚。方拟复元通气饮加减。处方：青皮、陈皮、漏芦各10g，炒穿山甲、浙贝母各15g，全瓜蒌20g，柴胡、天花粉、防风各12g，木香、甘草各6g，大枣4枚，生姜3片。水煎服，每日1剂，连服7剂。

1991年3月21日二诊：药后乳房胀痛大减，肿块变软，时有乳房发痒感觉。药已生效，拟上方加莪术10g，牡蛎30g，守方再进2周。

1991年4月6日三诊：双乳房肿块完全消失，亦无压痛。虽时值月经前期，亦无甚痛楚。乃嘱每月经前再服此方3剂以资巩固，随访至今，未见复发。

按语：本例病情与七情因素有关，素有肝脾不和，情怀不畅，到气滞痰凝，郁结于乳络而成肿块结核。治疗大法，当遵照古人"坚者削之，结者散之"的治疗原则，采用复元通气饮加减治之。本方出自《金鉴》，功能疏肝通络，顺气祛痰。可治诸气涩闭，疝气作痛，妇人乳吹等症。本方经化裁后：柴胡，青皮，香附疏肝解郁；紫苏叶，防风顺气行滞，使"风可胜湿"，杜绝湿痰形成之源；浙贝母，瓜蒌仁消痰通乳开胸；炒穿山甲善通乳络；桔梗载药上行；更以甘草为使，姜枣为引。诸药配伍，药虽貌似平淡，而功专力宏。故而十余天用药，使五年痼疾，迎刃而解。

✹ 113. 刘丽芳教授如何治疗乳腺增生症

刘丽芳教授认为肝气郁结、痰瘀凝滞为"乳癖"的病机，以中药内服为主。

处方组成：柴胡12g，当归10g，白芍15g，川芎10g，法夏10g，夏枯草20g，瓜蒌15g，浙贝母20g，橘核10g，生牡蛎15g，穿山甲10g，莪术10g，鹿角胶

30g。加减：情志抑郁，胸闷不舒者加郁金12g；痛经或以刺痛为主症者加延胡索15g，香附12g，丝瓜络15g；五心烦热，失眠多梦加丹皮10g，栀子10g，酸枣仁30g，生地黄10g；腰酸痛，白带多加芡实30g，续断20g；体虚乏力者加生黄芪30g，党参15g；阴虚较甚，可加女贞子、墨旱莲各10g；腹胀纳呆者加焦白术15g，广砂仁10g。2周为1个疗程。自月经停后1周开始服药。月经期间停药。一般2个疗程有效者则改制丸剂服用。

疗效标准。痊愈：乳房肿块及疼痛消失，一年内无复发；显效：乳房疼痛不明显，肿块缩小1/2；有效：乳房肿痛减轻，肿块缩小1/3；无效：乳房肿块及疼痛无变化。

案例：王某，女，37岁，公司职员。2009年7月18日初诊。主诉：双侧乳房胀痛6年，加重1周，每因情绪急躁及月经来潮前加重。初诊：双侧乳房胀满疼痛，双乳外上象限可触及蚕豆及绿豆大小不等的包块数个，质偏硬。肿块如杏大小，情绪急躁及月经来前加重，时有头晕、夜寐多梦，口干，食欲缺乏，脘腹胀满，月经正常，二便尚可，舌红，苔薄白，脉弦滑。在湖南省某医院诊断为双侧乳腺增生，服"桂枝茯苓胶囊""乳癖消"疗效不佳，时轻时重。察其：舌质稍淡，边尖红，舌体稍胖大，舌苔稍白腻，诊其脉弦而细。证属肝郁痰凝，气滞化热，平素急躁易怒、情志不遂，肝气郁结，肝胃不和，肝郁痰凝，积聚乳房，日久化火，故见乳房肿块及胀痛，经前及情绪激动时加重等肝气郁滞化热之证。治当疏肝理气，软坚化痰。用上方，7付。经期停药。患者于8月8日月经后第1天复诊，诉乳房疼痛减轻，查体：包块较前变软，舌淡苔薄黄。鉴于处于经后，治宜滋肾益精、疏肝理气，上方加山药、熟地黄、山萸肉，14付。9月12日再次复诊，患者诉疼痛明显减轻。查体：包块软，较前明显减小，舌淡红、苔薄白，脉滑，经前期治宜调补冲任、疏肝活血，方用上方加山药、黄芪，10剂。10月12日复诊，自诉乳房疼痛消失，未触及包块。舌淡红苔薄白，脉滑。为巩固疗效，经后继服消癖汤，7付，以调补冲任。随诊3个月，未见复发。

乳腺增生症属中医学"乳癖""乳核"范畴，为25～45岁育龄女性常见病，我国30岁以上女性中发病率占30%～50%，严重影响患者的工作与生活。临床表现为乳房疼痛、乳房肿块，可发生于一侧或双侧，乳房疼痛和肿块与情志和月经周期关系密切，目前西医治疗本病尚无特殊疗法。刘教授认为部分医者只看到有形的肿块，大量运用破血消积、软坚散结之药，更有甚者把疏肝行气药完全去掉，这种舍本求末的疗法在一定程度上虽然可以暂时缓解症状，但不能根治。因肝经循行乳房"入期门穴，穴在乳下，出于上入于下"，肝主疏泄，喜条达，恶抑郁。肝气郁结，瘀血阻滞，循经上逆，客于乳房发为"乳癖"，正所谓"木郁不达，乳房结癖"。故肝气郁结、痰瘀凝滞为本病的病机。治宜疏肝理气，软坚化痰。刘教授之验方中川芎为血中之气药及柴胡等气中之血药，二药共用，为宣通脏腑，流通经络之要药；当归、白芍活血止痛消瘀；半夏、瓜蒌、夏枯草化痰软坚散结；莪术善化瘀以理血，穿山甲走窜之性无微不至，二药合用凡血凝血聚之为病，皆能开之；浙贝母、生牡蛎长于清火散结；鹿角胶功能散瘀活血消肿，清热凉血生津养液，因其质重，故用量达30g之多。多药合用，肝气调和，痰瘀得散，疼痛得止，诸症自消。刘教授还深刻体会到，在本病的治疗过程中，除了用中医治疗为主外，情绪的舒畅、饮食的合理搭配、对乳腺增生症的防治有非常重要的作用。故临床上对每一位乳腺增生症患者，在给予中药治疗外，还应嘱其调畅情志、饮食宜清淡、适当调补等。

🌸 114. 涂升阳主任中医师如何用妇宁丸治疗乳腺增生症

【组成】柴胡8g，薄荷6g，当归10g，白芍12g，香附10g，枳壳12g，金橘叶10g，木香10g，山楂12g，郁金12g，牛膝10g，牡丹皮10g，栀子10g，路路通10g，王不留行10g。

【功效】调肝通络，理气散瘀清热。

【主治】经行乳胁胀痛，乳房结块，经行抑郁、躁怒、少腹胀痛，痛经及经前期紧张症，乳腺增生症，乳痛症及症见胸胁少腹胀痛之黄体功能不良、不孕，习惯性流产、慢性盆腔炎等。

【制法】上方为一剂饮片量，按此比例制丸。将橘叶、路路通、山楂3味煎汁浓缩至比重1：20（20℃）作为黏合剂，其他药低温干燥后粉碎过80目筛，混成均粉，将黏合剂拌药成丸，每克18粒，干燥打光入瓶备用。

【用法】每次6g（约100粒），每日3次，经前10～15日开始服用，经期停服，乳腺病者可持续服用。

【赏析】本方所治之主证为肝郁气滞、化热、兼瘀。女性以血为本，以肝为先天。因经、孕、产耗血伤阴，致肝气有余，易于化热、兼瘀，症见乳胁少腹胀痛、乳房结块、抑郁躁怒、月经失调、不孕、脉弦等。方中柴胡配薄荷疏肝解郁，当归、白芍养血柔肝；香附、枳壳、橘叶、木香理气分之瘀滞；山楂、王不留行、郁金化血中之瘀结，牛膝、路路通通利脉络，丹皮、栀子清解郁热。本验方为徐老治疗多种肝郁气滞型妇科病的惯用方。

✳ 115. 何嘉琳教授如何治疗乳腺增生症

【组成】天冬100g，麦冬100g，枸杞子150g，枫斗石斛100g，制黄精150g，怀山药200g，生晒参150g，蒲公英300g，绿梅花60g，生牡蛎200g，八月札60g，生地黄120g，炒玉竹150g，墨旱莲150g，女贞子150g，桑寄生150g，潼蒺藜100g，白蒺藜100g，川续断150g，炒杜仲150g，炙鳖甲80g，砂仁60g，佛手60g，炒橘核60g，白芥子100g，仙灵脾150g，怀牛膝150g，生石决明180g，生山楂100g，牡丹皮100g，丹参100g，淮小麦300g，赤芍100g，白芍100g，大枣150g，生甘草30g。壹料，水煎浓汁。另：鳖甲胶200g，龟甲胶100g，阿胶250g，木糖醇250g，黄酒500g，核桃仁250g，芝麻250g，灵芝孢子粉20g收膏。

【加减】气虚明显加黄芪15g，党参15g；血虚加熟地黄10g，制何首乌10g；夹湿夹痰加半夏10g，茯苓15g；气滞明显加柴胡9g，青皮15g；大便秘结加槟榔片15g，大黄9g。

【功效】滋肾填精，疏肝通络。

【主治】肝郁肾虚型经行乳胀。

【制法】按常规方法熬膏。

【用法】早晚各1匙（约20g）。

【赏析】肝经循胸布胁，乳房属肝，故经行乳房胀痛乃属肝郁之症。肝气郁结，经络不通，痰瘀互结，故有乳腺增生之超声所见；肝郁日久化火，耗伤肾阴，口舌干燥、腰酸乃子病累母所致。方中蒲公英、生牡蛎、炙鳖甲、丹参、丹皮、白蒺藜、白芥子、炒橘核疏肝理气，祛瘀化痰，通络散结；二冬；二至及二仙滋肾壮水以涵养肝木；另酌加养血柔肝之品，健脾助运之剂，共奏滋肾填精、疏肝通络功效。若既往血糖多次检测均为临界值，或糖尿病的患者，可以弃冰糖不用，用木糖醇代之。

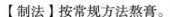 116. 李荣彦主任中医师如何用灵仙汤治乳腺增生症

【组成】威灵仙30g，泽兰10g，三棱6g，莪术6g，急性子10g，生山楂15g，水蛭粉3g（冲），炒橘核15g，生牡蛎30g，夏枯草20g，炙鳖甲15g，香附10g，当归15g，菟丝子10g。

【功效】行气活血，软坚散结，调理冲任。

【主治】乳腺增生症。

【用法】水煎服，每日1剂，经期停用。

【方解】乳腺增生症属于中医学乳癖范畴，《疡科心得集》谓"乳中结核，形如丸卵，不疼痛，不发寒热，皮色不变，其核随喜怒而消长，此名乳癖"。本病多由于郁怒伤肝，肝郁气滞；思虑伤脾，脾失健运，痰湿内蕴，以致肝脾两伤，痰气互结，瘀滞而成块，或因肝肾不足，冲任失调所致。故在临床中以行气活血，软坚散结，调理冲任为治疗原则。方中威灵仙、泽兰行十二经，通九窍，养血气，破宿血，能破久积癥瘕；水蛭、三棱、莪术、急性子、生山楂破血活血，行瘀散结；制鳖甲、生牡蛎、夏枯草、炒橘核，软坚散结；菟丝子补养肝肾，调理冲任；当归、香附养血活血，理气通络，并引诸药直达病所。诸药相辅相成，故可达到行气活血、软坚散结、调理冲任的治疗目的。

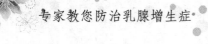
✳ 117. 乳腺增生症患者神经衰弱时如何辨证选用膏方

（1）肝郁气滞型

【主要症状】胸闷嗳气，乳房胀痛，结节随喜怒而消长。

【治疗法则】疏肝理气，化痰散结。

【推荐膏方】柴胡200g，青皮、陈皮各150g，郁金200g，当归200g，赤芍、白芍各200g，金橘叶150g，制香附150g，制半夏200g，全瓜蒌20g，橘核200g，橘络100g，金橘饼250g，海藻200g，陈佛手100g，浙贝粉50g，玫瑰花50g，绿梅花50g，代代花50g，路路通200g，生山楂200g，炙甘草30g。

【制膏方法】上药除浙贝粉、金橘饼之外，余药用冷水浸泡2小时，入锅加水适量，煎煮3次，每次1小时，榨渣取汁，合并滤汁，去沉淀物，加热浓缩成清膏。金橘饼切碎，入锅煮成稀糊状，调入清膏中，和匀。加冰糖300g，待冰糖溶化后，调入浙贝粉，搅匀，再煮片刻即成。每次20～30g（1汤匙），每日2次。

（2）冲任失调型

【主要症状】乳房胀痛，随月经来潮而加重，经行以后减轻。

【治疗法则】调理冲任，通络散结。

【推荐膏方】肉苁蓉300g，菟丝子200g，熟地黄300g，当归300g，赤白芍各200g，柴胡200g，金橘叶200g，制半夏200g，巴戟天200g，橘核200g，鹿角胶200g，川贝母粉30g，冬虫夏草粉20g，炙甘草30g。

【制膏方法】上药除川贝粉、冬虫夏草粉、鹿角胶之外，余药用冷水浸泡2小时，入锅加水适量，煎煮3次，每次1小时，榨渣取汁，合并滤汁，去沉淀物，加热浓缩成清膏。鹿角胶打碎后用适量黄酒浸泡，隔水炖烊，冲入清膏中，和匀。加蜂蜜300g，待蜂蜜溶化后，调入冬虫夏草粉、川贝粉，搅匀，再煮片刻即成。每次20～30g（1汤匙），每日2次。

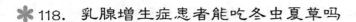

✻ 118. 乳腺增生症患者能吃冬虫夏草吗

乳腺增生症患者可以吃冬虫夏草，冬虫夏草可以"理诸虚百损"，而且"药性温和，老少病虚者皆宜使用"。其平补阴阳的独特功效，可以使得不同性质的疾病都可由其中的相关作用得到治疗，如阴虚者取其补阴，阳虚者用其补阳。同时，冬虫夏草不仅对于体质虚弱的人具有良好的补益效果，正常人使用冬虫夏草后仍能保持身体的阴阳平衡，起到从整体上补虚强壮的作用，强身健体、保健、预防疾病、延缓衰老。

冬虫夏草可以煮水当茶喝，而不是用开水泡着喝，此法简单有效。通常，冬虫夏草一次要煮6～10分钟，注意要用文火（小火），煮沸时间短，水开后要马上喝，边喝边添水，在冬虫夏草水颜色最深的时候是营养最丰富的时候，这个时候的水一定不要浪费。通常冬虫夏草水会经历一个由淡到浓再转淡的过程，余味也很绵长。在冬虫夏草水变淡甚至呈现白色的时候就不要喝了，可以把冬虫夏草吃掉。一壶冬虫夏草茶至少能喝30分钟，添水4～6次。

和肉内炖（蒸）：炖（蒸）肉的时候，将虫草放肉内（鸭子、鸽子腹中）小火炖至肉熟。

使用研磨机将冬虫夏草磨成粉，装进胶囊盒中随身携带，每日定时服用。

吃冬虫夏草忌生吃：冬虫夏草生长在草原泥土中，采挖时表面寄生有数不清也说不清的真菌活孢子和寄生虫的活虫卵，即使是开水冲泡也不能完全杀死真菌孢子和虫卵，更别说是生吃或打成粉服用了，所以冬虫夏草清洗后炖服或煎服，更有利于人体吸收。

冬虫夏草发霉不要吃：因为保存不当，已经发霉的虫草都不建议服用了。

冬虫夏草本质上是一味中药，长期服用能提高人体免疫力抗疲劳，配合其他中药材可治疗人体诸虚百损。但是，如果每次食用的量少，并且不定期地服用，实际上是没有效果的。虫草并不像西药，短时间内就能感觉到疗效，它在人体内需要一个积累的过程，长期足量服用才能见到效果。相反如果食用的量过多，人体没办法全部吸收，也是一种浪费。科学的摄入量是，每天3～5g，连续服用30～180天，就能起到冬虫夏草的有效调理作用。有条件的情况下应该经常服用。

✱ 119. 如何针刺治疗乳腺增生症

（1）选穴：根据本病病因在肝，又多累及脾的特点，以舒肝健脾，畅阳明之气为主，并随证加减而补泻之。

第1组穴：屋翳、合谷、期门，均双侧。

第2组穴：天宗、肩井、肝俞，均双侧。

（2）加减配穴：肝火旺去合谷加太冲、侠溪；肝郁加阳陵泉；肝肾阴虚去肝俞、合谷加肾俞、太溪；气血双虚去肝俞、合谷加脾俞、足三里；月经失调去合谷加三阴交；胸闷肩困去合谷加外关。

（3）方义：本病病位在肝，因肝气不疏常导致胃经经气不畅，乳房为胃咏所过，气血凝滞则结块且痛，故选屋翳以畅乳部的经气而活血；期门为肝之募穴，可舒肝郁之气；合谷为手阳明之原穴，足三里为足阳明胃经之要穴，二穴合用加强疏导上下阳明经气的作用，并有养胃健脾之功；脾胃为后天之本，如脾胃健运，气血充盈，不但可以加强抗病能力而且可以防止肝火犯胃；取肝俞以舒肝气，选太冲而泻肝火；肝胆互为表里，肝火旺则胆火易灼，故用肩井以疏胆气，侠溪以泻胆火；若肝胆气郁，三焦之气亦不畅，则胸胁胀痛，并有腋肩部不适而痛，因手足少阳经行于肩、腋、胸、胁，故用阳陵泉、外关而疏导少阳经之气；天宗虽为小肠之穴，但以治乳病而功著；脾俞健脾，以补后天之脾土，使气血旺盛；肾俞、太溪以滋肾水，肾水足，肝阴得其充。

（4）针刺方法：屋翳穴针刺呈25度向外刺入1.5寸，有胀感；期门穴在乳下两肋间向外平刺1.5寸，有胀感；肩井穴针尖向前干刺1寸，有胀麻感并向肩前放散；天宗穴针尖呈25度向外下方刺入1.5寸，有胀重感，其他穴可按常规操作方法进行。

上两组穴交替使用，每日1次，可补虚泻实。连针10次，休息3日后继针。

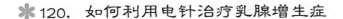

120. 如何利用电针治疗乳腺增生症

电针是在针刺得气后，在针上通以接近人体生物电的微量电流，利用针和电两种刺激相结合，以防治疾病的一种方法。其优点是能代替人做长时间的持续运针，节省人力，控制刺激量。电针有调整人体生理功能，可止痛、镇静，促进气血循环，调整肌张力等作用。所需物品有电针仪、毫针盒、无菌持物镊、棉签、棉球、皮肤消毒液、弯盘、浴巾。

方法1

取穴：屋翳、膻中、合谷。肝郁加阳陵泉、肝俞；肝火盛加太冲；肝肾阴虚加太溪、肾俞；气血不足加足三里、脾俞；月经失调加三阴交。

操作：使用DM701-A型电麻仪，连续波，电量以患者能耐受为度，每次通电20～30分钟。月经后第6～8天、13～15天、22～27天为最佳治疗时间。

方法2

取穴：①屋翳、膻中、合谷；②肩井、天宗、肝俞，并随症配穴。

操作：选用电针连续波，每日1次。

方法3

取穴：选乳根、合谷配足临泣、阿是穴，疼痛较重加内关透外关；肝郁气滞加太冲；痰湿过盛加丰隆；气血不足加足三里。

操作：针刺得气后接G6805治疗仪，每日1次，每次30分钟。

方法4

取穴：选手足阳明经肘膝以下一段隐性循经感传线，在线上按折量寸测定穴位。手阳明经选曲池、手三里、上廉、下廉，足阳明经选足三里、上巨虚、条口、下巨虚、丰隆。

操作：上午针大肠经一侧穴，下午针同侧胃经穴，平补平泻，使针感达腕、指或踝、趾处。然后接G-6805型治疗机，连续波，持续30分钟以患者耐受为度。不分疗程，轮换穴位但不取原位，在经线上上下移动进行治疗。

方法5

取穴：阿是穴。

操作：接电针仪，选用按摩波，以患者耐受为度，局部配合TDP治疗仪，每日1次，每次45分钟。

方法6

取穴：膺窗、乳根、神封、天溪等穴。

操作：用28号1.5～2寸毫针，围绕乳房上述穴位快速斜刺，针尖指向乳头，进针0.8～1.2寸，不提插捻转，然后接上电针仪选用按摩波，强度以患者能耐受为度，时间40分钟，每日1次，10次为1个疗程。

方法7

取穴：在肿块周围行围刺，肝郁痰凝加行间、丰隆、脾俞；冲任不调加关元、肾俞；气血两虚加足三里、气海。

操作：接G6805-A型电针治疗仪，疏密波，以患者耐受为度，每次20分钟。

方法8

取穴：以膻中、屋翳、合谷、足三里为主穴。肝郁气结者配太冲；肝肾阴虚者配太溪；伴有月经失调者配三阴交；伴胸闷困痛者配外关。

操作：以华佗牌28号1～1.5寸毫针在膻中穴向患者乳根部斜刺，屋翳穴亦斜刺向乳根部；余穴以直刺为主。捻转得气后膻中与屋翳两穴可接G6805-I型电针仪，采用疏密波，强度以患者能耐受为宜，余穴10分钟行针1次，随证补泻每次留针20分钟，10次为1个疗程，疗程间隔3～5天；月经期治疗暂停，治疗期间其他治疗药物全部停服。

方法9

取穴：取屋翳、乳根、合谷；背组穴取肩井、天宗、肝俞。肝火者加太冲；肝肾阴虚去合谷加太溪、肾俞；气血双虚加足三里、脾俞；月经失调加三阴交；肩背痛者去合谷加外关。

操作：屋翳、乳根穴针体呈25度角向外斜刺1.5寸，天宗穴向外斜刺1.5寸，肩井穴从后向前刺1.5寸，针刺得气后亦可接G6805型治疗仪，选用连续波，电量以患者耐受为度。胸背组穴交替使用，每日1次，10次为1个疗程，间隔3天。

得气后，将电针仪输出电位器调至"0"，再将电针仪的两根导线分别连接在两根针柄上。打开电源开关，选择适当波型，慢慢调至所需电流量（有酸麻感，局部肌肉抽动）。需强刺激时，应由小到大调节电流量，切勿突然增强。行针过程中应注意观察患者的反应，以防发生意外。电针完毕，将电位器拨至"0"位，关闭电源，拆除输出导线，将针慢慢提至皮下，迅速拔出，用无菌干棉球按压针孔片刻。

✳ 121. 如何火针治疗乳腺增生症

火针疗法是用火烧红针尖迅速刺入穴位内给人以一定的热性刺激，然后又快速将针拔出，从而达到祛病、防病的一种针刺方法。火针疗法具有针和灸的双重作用，即温热作用。通过火针刺激腧穴，增加人体阳气，激发经气，调节脏腑机能，使经络通、气血行。此外，火针疗法具有祛寒除湿，散结解毒，去腐排脓，生肌敛疮，益肾壮阳，升阳举陷，除麻止痒，熄风定惊等作用。

治疗乳腺增生症时，主穴取增生部局部，配穴取乳根、库房、膻中、期门。气滞痰凝型加丰隆、手三里；气滞血瘀型加膈俞。取病灶局部，定准应刺部位，局部皮肤常规消毒，用左手固定病灶的应刺点，右手持火针在酒精灯上烧灼至发白发亮，对准应刺点快针疾出2~3针，深度一般为0.5~1寸。然后在应刺点拔火罐。隔日1次。

施用火针时，应注意安全，防止火针灼伤患者其他部位或烧伤衣物，加热器不用时要立即切断电源。过于紧张、饥饿、劳累的患者不宜用火针、体质虚弱的患者应取卧位。火针针刺应避开血管、肌腱等重要器官。糖尿病患者不宜使用火针。火针治疗的3天内不可洗浴。针后勤换内衣，针尖处不可用手搔抓防止感染。火针后，腧穴处皮肤可出现微红、灼热、轻度肿痛、痒等症状，属于正常现象，不用处理，1周内会自行消失。若红肿出观脓点也不要怕，可保持局部清洁，防止感染。腧穴处红肿加重，分泌物增多，可外敷金黄膏。如刺破血管，引起血流不止，可立即用消毒于棉球压迫止血。

✱ 122. 如何冷针治疗乳腺增生症

冷针疗法是采用电子冷热针灸仪，在针刺得气的基础上，使刺入人体穴位的毫针致冷，或用仪器上的致冷金属头直接作用于穴位施"灸"，以治疗疾病的一种方法。

一般选用直径0.45～0.38mm（26～28号）的毫针，因施术时针体要全部刺入，故应在针刺前根据取穴部位及针刺深度选择长短适宜之毫针，并注意检查毫针根部有否锈蚀、折痕及松动现象，防止折针。

常用致冷源包括：①冷水敷。用10℃以下的水或水中加冰块敷其穴位，使局部穴位以发红略痛为度。②冰块冷敷法。取冰块用纱布包好，手持纱布结，冰块尖部下置于穴位上，轻压并在周围做圆形滑动，使穴位皮肤以发红略痛为宜。③管状冷灸。用轻而易握的不易传热材料制成带金属尖端的圆管，按冰、水3：1的比例放入筒中，待金属尖端冷却带霜时即可使用。④专用仪器：常选用电子冷热针灸仪，其构造是由电源、电子制冷器以及输出冷头等部分组成，其输出温度在0～30℃，专用于冷针灸治疗。

治疗乳腺增生症时，取膻中、乳根、增生部中央。冷针针柄温度在10～20℃，留针15～20分钟。

要严格掌握施术时的温度和时间，不宜过冷或时间过长，以防造成深部冻伤。

✱ 123. 如何挑刺治疗乳腺增生症

在特定部位或某些穴位处，切开皮肤割除少量皮下脂肪组织以治疗疾病的方法，又称割脂疗法。临床操作时，在选定的部位常规消毒和局麻后，用手术刀切开0.5～1cm大小的切口，以手术钳进行分离，取出黄豆样大小的皮下脂肪组织，并用手术钳按摩刺激至有酸麻或胀感为度，尚可配合埋藏疗法埋植异物，然后包敷固定。

治疗乳腺增生症时，取循行于胸肋部的肝、胆、脾、胃及任脉腧穴，以及胸肋部"皮部异点"（病理阳性反应点）作针挑部位。选穴时，以乳房为基准，从乳房近端开始，由近而远，上、下、左、右各取1穴，每次挑3～4穴（双侧）。若一侧患病者，只挑患侧，每次选挑2～3穴；若胀痛牵扯腋前下方者，可选加乳房外上方穴。挑治时，先将选好的穴位作标记，再用1%～2%普鲁卡因作局麻，然后用手术刀横切开皮层，约0.7cm。取大号缝衣针或特制不锈钢圆利针，于切口处挑治。分次由浅而深渐渐挑断皮下白色纤维。针挑时以针尖用力向外作摇摆、牵拉、震颤等手法，直至切口内皮下纤维组织全部挑断为止。最后压平挑口处皮肤，消毒后覆以纱布，胶布固定。7天挑治1次。

操作过程中，患者如突然发生头昏、恶心、心悸等情况时，必须立即停止操作，头低足高位平卧休息片刻，即可恢复，当天不作继续割治。注意严格消毒，防止感染，割治后2个星期不要下水。割治疗法不宜用局麻。施术时，应注意不要损伤血管和神经，并注意防止污染发炎。

❋124. 如何刺血治疗乳腺增生症

刺血疗法古称"刺络"，又称"刺血法"；今有人称之为"放血疗法"。放血法是指用三棱针、粗毫针或小尖刀等刺破络脉（浅表静脉），放出少量血液，使内蕴热毒随血外泄，达到治疗目的的一种方法。

治疗乳腺增生症时，取脾俞，膈俞、天宗、灵台、至阳、阿是穴。以肝瘀气滞为主者加肝俞、胆俞；以痰浊凝结为主者加肺俞；肝肾阴虚明显者加肾俞、三焦俞。根据辨证选好穴位后，皮肤常规消毒，用无菌三棱针尖刺入皮肤后，再向上挑起，针尖上翘，针柄下沉，以持针手为支点，动作幅度不宜太大，使局部出血即可。如能挑出少量皮下纤维或皮下脂肪小体则疗效更加。

操作时宜采用卧位，手法要轻、稳、准，注意防止晕针。要掌握好分寸，点刺、散刺时，快而浅，出血数滴即可；小尖刀刺络时，创口要小，防止大量出血和损伤组织。严格执行无菌操作，放血后局部不宜沾水或污物，以防感染。有出血性疾病的患者禁用；年老体弱、孕妇、贫血者慎用。每日或隔日放血1次，3～5次为1个疗程，急症可每日2次。

✱ 125. 如何穴位埋线治疗乳腺增生症

穴位埋线是将羊肠线埋入穴位，利用羊肠线对穴位的持续刺激作用治疗疾病的方法。常用器材包括皮肤消毒用品、洞巾、注射器、镊子、埋线针或经改制的12号腰椎穿刺针（将针芯前端磨平）、持针器、0～1号铬制羊肠线，0.5%～1%盐酸普鲁卡因、剪刀、消毒纱布及敷料等。埋线针是坚韧特制的金属钩针，长约12～15厘米，针尖呈三角形，底部有一缺口。如用切开法需备尖头手术刀片、手术刀柄、三角缝针等。

方法1

取穴：肝郁痰凝取膻中、足三里、丰隆、乳根（患侧）、太冲期门；冲任不调取膻中、足三里、丰隆、乳根（患侧）、关元、三阴交。

操作：制备药线（全虫6g，蜈蚣3条，水蛭3g，壁虎2只，生草乌6g，穿山甲9g，川芎9g，三棱6g，莪术6g，夏枯草15g，通草12g）。用75%酒精适量将药物浸泡30天左右。过滤，将0～1号医用羊肠线浸入药液备用。采用穿刺针埋线。每次3～5穴，30天治疗1次，6次为1个疗程。

方法2

取穴：肩井穴或足三里。

操作：羊肠线穴位埋藏于肩井穴，本穴为手足少阳，足阳明阳维之会；并可将羊肠线埋藏于足三里，本穴为足阳明胃经合穴，故可调节阳明经气，而达到健脾化痰，化瘀散结之功。选择适当长度的羊肠线插入腰穿针尖孔内，腰穿针尖对准穴位刺入一定深度后，用针芯使羊肠线埋入穴位组织内，创面敷盖1

周，每周1次。

埋线1～5天内，局部可出现红、肿、热、痛等炎症反应。如分泌物较多，局部消毒，清洁伤口。如化脓感染，对症处理。埋线部位7天不能碰水，以防感染；术后20～30天忌剧烈活动；忌食刺激性食物等。

126. 如何耳针治疗乳腺增生症

耳针疗法主要是通过刺激耳部穴位来调节冲任二脉、解郁理气、化痰消坚、缓解疼痛，临床使用具有损伤少、费用低、效果确切无副作用的优点。

（1）取肾上腺、内分泌、皮质下、肝、肾等耳穴。用拇指、示指及中指分别按揉点压以上穴位，使之出现酸麻胀痛感。每天按压2～4次，每次1～2分钟。适用于冲任失调型乳腺增生症。

（2）取乳腺、神门、内分泌。刺双侧。每日1次，留针2～3小时，10次为1个疗程。适用于冲任失调型乳腺增生症。

（3）取肾上腺、心、神门、内分泌、肝、肾等耳穴。用拇指、示指及中指分别按揉点压以上穴位和反应区，使之出现酸麻胀痛感。每天按压2～4次，每次1～2分钟。适用于肝郁气滞型乳腺增生症。

（4）取肝、肾、胸椎、内生殖器、内分泌等耳穴。用拇指、示指及中指分别按揉点压以上穴位和反应区，使之出现酸麻胀痛感。每天按压2～4次，每次强刺激1～2分钟。适用于痰湿蕴结型乳腺增生症。

因耳郭暴露在外，表面凹凸不平，结构特殊，针刺前必须严格消毒。湿疹、溃疡、冻伤和炎症部位禁针。针刺后如针孔发红、肿胀应及时涂2%碘酒，并服用消炎药，以防止化脓性耳软骨膜炎的发生。对扭伤和有运动障碍的患者，进针后宜适当活动患部，有助于提高疗效。有习惯性流产史的孕妇应禁针。患有严重器质性病变和伴有高度贫血者不宜针刺，对年老体弱的高血压患者不宜行强刺激法。耳针治疗耐亦可发生晕针，应注意预防并及时处理。

✱ 127. 如何耳穴贴压治疗乳腺增生症

中医脏腑经络理论，人体十二经络均直接或间接与耳联系，刺激耳穴可以引起相应经络感传，调节脏腑功能。耳郭的神经分布非常丰富，是耳穴与内脏、肢体联系的重要途径，刺激耳郭上相应部位可阻断神经元病理性冲动的传递，使疾病症状减轻或消失。乳腺增生症是内分泌功能紊乱性疾病，雌激素、孕激素比例失调导致乳腺在经前期增生，经后期复原不全。乳腺增生症是常见乳房疾病，对患者身心健康有很大影响。耳穴贴压对人体的调节具有物质基础，研究发现，刺激耳穴可以对下丘脑-垂体-性腺轴进行双向调节，可以逐步调节此技术和孕激素的水平，使其达到生理平衡状态。

耳穴贴压疗法的具体方法：在一侧耳朵上的胸、乳腺、内分泌、脑垂体、肝、卵巢、三焦及胃穴处，以0.7cm×0.7cm大小的胶布固定中药王不留行籽。具体操作方法为：操作者由下而上、由内而外地按摩患者一侧耳至发热发红，然后用75%乙醇消毒，待干。用探棒在耳穴处寻找敏感点，将贴有王不留行籽的胶布贴在一侧耳穴上。按压方法：以示指和拇指置于患者耳郭的正面和背面进行对压，手法由轻到重，以"得气"为度。每日3次，每次每个穴位的按压次数≥100次。

临床上的乳腺增生症以肝郁气滞型多见，以乳房疼痛和肿块为特征。肝主疏泄，宜舒畅而条达。如情志不畅，郁久伤肝，则肝气郁滞，蕴结于乳房胃络，经络阻塞不通，不通则痛，故见乳房疼痛；肝气郁久化热，炼液为痰，气滞则血行不畅，日久气滞痰凝，血瘀结聚成块，故见乳房结块。采用的耳穴贴压疗法，选取的主穴为胸、乳腺及内分泌，配穴为脑垂体、肝、卵巢、胃及三焦。胸、乳腺为相应部位取穴，气至病所，气至病除；内分泌、脑垂体有调节内分泌的作用；肝能调节冲任二脉，解郁理气，化痰消坚；卵巢可以调节内分泌功能，缓解经前期和经期疼痛；脾胃合称后天之本，有疏肝理气的作用；三焦又称气穴，总司全身气机和气化。贴压中药选用王不留行籽，符合耳穴面积的正常范围，且王不留行籽表面光滑、质硬、不易脱落，无副作用。耳穴贴压产生的局部刺激，通过腧穴-经络的作用达到疏肝活血、祛瘀散结的效应，调节内分泌，调节机体生理功能。

❋128．如何艾灸治疗乳腺增生症

方法1

取穴：乳根，膺窗，太冲，合谷，血海。

灸法：艾炷隔姜灸，用黄豆大艾炷，每穴7～9壮，灸至局部灼热潮红，每日或隔日1次，10次为1个疗程。

用途：适用于肝郁气滞型乳腺增生症，症见肿块发生在一侧或两侧，以胀痛为主，情绪起伏较大时胀痛明显，可伴有胸胁疼痛胀满，口苦，头晕，舌红苔薄，脉弦滑。

方法2

取穴：乳根，期门，脾俞，阴陵泉，足三里。

灸法：艾条温和灸，每穴15分钟，以局部红晕灼热为度，每日1次，10次为1个疗程，坚持5个疗程以上。

用途：适用于脾虚痰阻型乳腺增生，症见乳房可触及大小不同的肿块，单发或多发在一侧或双侧，伴有神疲，肢体乏力，食少便溏，面色淡白，舌淡，脉细弱。

方法3

取穴：膺窗，膻中，丰隆，足三里。

灸法：艾炷无瘢痕灸，用黄豆大艾炷，每穴10壮，每日1次，10次为1个疗程，应坚持5个疗程以上。

用途：适用于脾虚痰阻型乳腺增生症。

方法4

取穴：膻中，膺窗，乳根，天池，肩井，肝俞，肾俞，足三里。

灸法：健脾疏肝，调理冲任，化痰通络。取阳明经，太阴经穴为主。可用艾炷自然燃烧直接灸疗，或隔药物灸，灸的壮数和时间长短可根据病情、患者体质灵活掌握。

用途：适用于乳腺增生症。

方法5

取穴：主穴取膻中、屋翳（双）、乳根（双）、期门（双）、天宗（双）、阿是穴（肿块）。肝气郁结配太冲，肝肾阴虚者配太溪；伴有月经失调者配三阴交，伴胸闷困痛者配外关。

灸法：根据辨证取穴选适当体位，穴位常规消毒。取生姜1块，选新鲜老姜，沿生姜纤维纵向切取，切成厚0.2～0.5厘米的姜片，大小可据穴区部位所在和选用的艾炷大小而定，中间用三棱针穿刺数孔。施灸时，将其放在穴区，置大或中等艾炷放在其上，点燃。待患者有局部灼痛感时，略提起姜片，或更换艾炷再灸。一般每次灸5～10壮，以局部潮红为度。

用途：适用于乳腺增生症。

❋129. 如何刮痧治疗乳腺增生症

中医全息刮痧常选择乳腺增生症患者的背部投影区进行治疗，一般仅治疗几次，乳房胀痛就会明显减轻，较小的增生可以消失，效果立竿见影，十分适合在家中操作。

具体方法：在背部的乳房投影区（即背部与前胸乳房对应的部位）涂抹少许刮痧油，然后用刮痧板与皮肤呈45度角从上向下、从内向外依次刮拭。刮痧板下有疼痛、结节、砂粒、条索状物的部位应当重点刮拭，因为其相对应的胸前处就是乳腺增生的部位。

然后，让患者取俯卧位，在背部与乳房同水平段的脊椎区涂抹刮痧油，用刮痧板从上向下刮拭脊椎、两侧的夹脊穴和膀胱经，可以巩固治疗效果。

乳腺的背部投影区和脊椎对应区能够直接反映乳腺的健康状况，乳腺增生者在相应的投影区均可出痧或有结节状阳性反应，其形态与乳腺增生的形态相吻合。

每周建议刮痧1次，每次20分钟，然后饮一杯热水，促进代谢产物的排出。刮痧后30分钟以内要避风，3小时后方可洗浴。一般连续刮3～4周即可，痧出得越彻底，乳腺增生也消退得越彻底，但切记遵循轻柔和缓的原则，防止皮肤受损。

✳ 130. 电针治疗乳腺增生症如何操作

电针是用电针仪输出脉冲电流，通过毫针等作用于人体经络腧穴，以治疗疾病的一种方法。腧穴是脏腑经络气血输注于躯体外部的特殊部位，也是疾病的反应点和针灸等治法的刺激点。

根据患者的体质、体型、年龄、病情和腧穴部位使用手法等不同，选用长短、粗细不同规格的毫针，这里主要选用30号1寸和1.5寸不锈钢毫针。电针仪：韩氏穴位神经刺激仪。

患者体位的选择，应以医者能够正确取穴，施术方便，患者感到舒适自然，适合留针为原则，根据甲、乙两组主穴的不同，甲组取仰卧位，乙组取俯卧位。

根据陕西中医学院著名针灸学专家郭诚杰教授多年治疗HMG的临床经验，分为甲、乙两组：甲组：屋翳（双）、合谷（双）、膻中；乙组：天宗（双）、肩井（双）、肝俞（双）。配穴：根据中医辨证，HMG分为6个证型，每个证型配用2个腧穴：冲任不调型：太溪、肾俞（均双侧）；肝郁气滞型：阳陵泉、太冲（均双侧）；气滞（郁）痰凝（阻）型：丰隆、太冲（均双侧）；气血两虚型：足三里、脾俞（均双侧）；肝火上炎型：太冲、侠溪（均双侧）；肝肾阴虚型：太溪、肾俞（均双侧）。

腧穴的定位

屋翳——在胸部，第2肋间隙，前正中线旁开4寸（注：先于胸骨角水平确定第2肋，其下为第2肋间隙）。

合谷——在手背，第2掌骨桡侧的中点处。

膻中——在胸部，横平第4肋间隙，前正中线上。

天宗——在肩胛区，肩胛冈中点与肩胛骨下角连线上1/3与下2/3交点凹陷中。

肩井——在肩胛区，第7颈椎棘突与肩峰最外侧点连线的中点。

肝俞——在脊柱区，第9胸椎棘突下，后正中线旁开1.5寸。

太溪——在踝区，内踝尖与跟腱之间的凹陷处。

肾俞——在脊柱区，第2腰椎棘突下，后正中线旁开1.5寸（注：先定第12胸椎棘突，下数第2个棘突即第2腰椎棘突）。

阳陵泉——在小腿外侧，腓骨头前下方凹陷中。

侠溪——在足背，第4、5趾间，趾蹼缘后方赤白肉际处。

太冲——在足背，第1、2跖骨间，跖骨底结合部前方凹陷中，或触及动脉搏动（注：从第1、2跖骨间向后推移至底部的凹陷中取）。

丰隆——在小腿外侧，外踝尖上8寸，胫骨前肌的外缘（注：犊鼻与解溪连线的中点，条口外侧一横指处）。

足三里——在小腿外则，犊鼻下3寸，犊鼻与解溪连线上（注：在胫骨前肌上取穴）。

脾俞——在脊柱区，第11胸椎棘突，后正中线旁开1.5寸。

针灸室内环境清洁卫生，避免污染；治疗用床及物品，注意清洗、晾晒和消毒。室内温度控制在25℃左右，湿度在45%～65%。治疗室内外无明显噪声。

针具器械消毒，接触物品消毒，医者施术手指消毒，针刺部位消毒及对治疗室及备品的要求均执行医院消毒灭菌技术操作标准。将毫针等针具用布包好，放在密闭的高压蒸气锅内灭菌。一般在1.0～1.4kg/cm²的压力，115～123℃的高温下保持30分钟。或将毫针等器具用纱布包扎后，放入盛有清水的消毒煮锅内，进行煮沸，一般在水沸后再煮15～20分钟。

在临针刺前，医者应先用肥皂水将手洗干净，待干后用75%乙醇棉球或0.5%的碘伏棉球擦拭施术手指。

在患者需要针刺的腧穴皮肤上用75%乙醇棉球或0.5%的碘伏棉球擦拭即可，

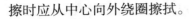

擦时应从中心向外绕圈擦拭。

施术：屋翳、天宗呈20°～25°向外斜刺1.5寸，肩井呈45°向后内方斜刺1寸，膻中向下平刺1寸，合谷直刺1寸，肝俞向下斜刺1寸。足三里、丰隆均分别直刺1.5寸，肾俞、脾俞、肝俞分别向下斜刺1寸，太冲、太溪均直刺1寸。当针尖达到以上各穴应刺深度后，采用提插和捻转手法得气。其上提下插的幅度各约为0.3寸，左右捻转的角度约为150°～180°。得气后接电针治疗仪。

将电针仪输出电位调至0位。一次选择两个导线回路，一个导线回路接同侧两个穴位，其负极接主穴，正极接辩证配穴。打开电源开关，选用优选连续波，频率为2小时z。由低到高调节输出电流量，以患者出现电麻感而不产生刺痛感，且能耐受为宜。通电时间为30分钟。电针治疗到时后，先将输出电位调至0位，然后关闭电源开关，取下导线，起针。未带电针各穴采用捻转行针手法，15分钟左右行针1次。

出针时，患者针下轻滑时即可出针。如仍呈沉紧者，则可稍向上提针少许，待针下轻滑时方可出针。左手持一消毒干棉球，右手拇、示指持针柄，将针退出皮肤后，用棉球迅速按压针孔，以防出血。

连续治疗10次为1个疗程，2个疗程间休息2～3天，月经期间停针。最多观察4个疗程。

晕针多见于初次接受治疗的患者，可因情绪紧张、体质虚弱、劳累过度、饥饿或大汗之后、患者体位选择不当、医者手法过重均可出现。根据晕针发生的原因加以预防。对于初次接受针灸治疗和精神紧张者，应先做好解释工作，且尽量采取卧位；针刺手法宜轻巧，切勿过重；对饥饿、过度疲劳者，应待其进食、体力稍复后再进行针刺。在针刺的整个过程中应密切注意患者，如见晕针，应立即起出所有已扎之针，令其平卧，注意保暖，服用温开水或白糖水，大多可得以缓解，如仍不缓解时，可捏掐人中、合谷、内关、灸百会、灸神阙等穴位，或进一步采取对症措施。

滞针的原因是患者精神紧张，或行针手法不当，或改变患者进针时体位，此时针入腧穴后，患者局部肌肉收缩而致。对精神紧张者，应先做好解释，消除顾虑；因行针手法所致者应注意正确使用各种行针手法；因体位改变者应恢复患者进针时的体位。

因医者进针手法不熟练，用力不匀或用力过猛所致，或针下碰到患者身体坚硬的组织，或在留针时患者改变了原有的体位，或针柄受到外力碰击，或滞针处理不当而导致。医者进针手法要熟练，运针要轻巧，熟悉针刺部位的解剖结构。患者体位要选择适当，并嘱其不应随意变动。注意针刺部位和针柄避免外力碰创、叩击、挤压。对于滞针者应及时、正确处理。

因针的质量不佳，或针身、针根有腐蚀缺损而术前失于检查，针刺时将针身全部刺入，行针时强力提擦、捻转而致。针前仔细检查针具，特别是针根部分，应认真刮拭。对于接通过脉冲电针仪的毫针，应定期更换。针刺时不应将针体全部（含针根）进入腧穴。行针和退针时，如果发现有弯针、滞针等异常情况，应及时、正确处理。

皮下血肿及出血的原因是因刺伤血管所致。进针前仔细检查针具，熟悉人体解剖部位；进针时避开血管针刺。行针手法匀称适当，避免手法过强。嘱患者不可随意改变体位。出针时立即用消毒干棉球按压针孔片刻。

❋ 131. 如何拔罐治疗乳腺增生症

方法1

取穴：患侧背部乳房相对应的压痛敏感点、天宗、库房、膻中。

施术：采用单罐或涂姜汁拔罐。留罐10～15分钟。月经前1周为每1～2日治疗1次，其余时间为每3～4日治疗1次。

方法2

取穴：膻中、膺窗、乳根。

施术：采用刺罐。每穴用三棱针点刺3～5点，将罐吸罩于上，出血量10ml左右为度。每周1次，3次为1个疗程，疗程间隔7天。

方法3

取穴：膻中、天宗、肩井、肝俞、外关，肝气郁滞加太冲、足临泣，痰湿凝结加丰隆、中脘，肝肾阴虚加肾俞、三阴交。

施术：采用单罐或针罐。采用刺罐。针罐则针刺起针后拔罐5～10分钟。隔日1次，1个月为1个疗程，月经期停止治疗。

方法4

取穴：乳根、阳陵泉、膺窗、膻中，气滞血瘀加血海、膈俞，气滞痰凝加丰隆、足三里。

施术：用微波针后拔罐方法。微波针使皮肤产生温热感为度，一般是20～25V，每穴治疗15分钟左右，然后再闪罐5～10下，至皮肤潮红为度。每日或隔日1次，15～20次为1个疗程，疗程间隔7天。

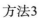 132. 如何用乳丹消结贴治疗乳腺增生症

乳丹消结贴作为治疗乳腺疾病新途径，其药理作用在于缓解消除乳房疼痛、结节肿块的症状，其依据自古中医经络学理论，采用先进的透皮吸收技术，使针灸治疗乳腺疾病走进千万家庭，并依据中国女性较薄的腺体结构，和致密性乳房，调配的高能磁片。并且弥补了一般贴剂膏方，穿透皮肤能力差，导致吸收不佳的情况。

乳丹消结贴相对于传统内服治疗乳腺疾病的药物，避免了胃部小肠的首过消除，直接贴附于乳房穴位，使药效靶向作用于穴位，药效作用更直接。通过磁场全天候刺激穴位，（会有轻微发热感）使得血管扩张，促进血液流动，经络循环，增强乳腺中致密的组织结构和血管间的微循环，使得局部毒素迅速被代谢。同时，介于磁场独特的穿透能力，能够有效穿透腺体细胞膜，激活药物活性。由于是磁场作用，所以无药物过敏，无不良反应，并且避免外用贴膏浓浓的中药味，体积小巧。采用的磁贴片通过多种稀有矿石和稀土包以纳米材料，使其具有韧性强、延缓作用时间、增强穿透效果的特点，所以效果更持久，更贴合皮肤，

无任何过敏源。

✳133. 如何贴敷治疗乳腺增生症

（1）取青皮120g，米醋600g。将青皮浸入米醋24小时，然后晾干，烘焦研末，用冷开水调成糊状，敷于患处，外盖消毒纱布，用胶布固定。具有疏肝止痛、破气消积的功效。适用于乳腺增生症。

（2）取三棱30g，莪术30g，水蛭30g，天花粉30g，凡士林适量。以上前4味共研细末，分成15份，每取1份，用凡士林调成膏状，敷于患处，外盖消毒纱布，用胶布固定。具有行气止痛、消积散结的功效。适用于乳腺增生症。

（3）取香附子120g，陈酒、米醋各适量。以上前1味研为细末，用陈酒、米醋拌湿为度，捣烂后制成饼，蒸熟，敷于患处，每日1次，干后复蒸，轮流外敷患处，每剂可用5天，然后换药再敷。具有行气解郁、散结止痛的功效。适用于乳腺增生症。

（4）取王不留行20g，白花蛇舌草20g，赤芍21g，土贝母21g，穿山甲30g，昆布30g，木鳖子18g，莪术18g，丝瓜络15g，乳香10g，没药10g，血竭10g，麻油、黄丹各适量。以上前9味浸入麻油内煎熬至粘，去渣滤净，加入黄丹充分搅匀，熬至滴水成珠，再加入乳香、没药、血竭，搅匀成膏，倒入凉水中浸泡，15天后取出，隔水烊化，摊于布上，用时将膏药烘热，贴地肿块或疼痛部位，7天换药1次，3次为一疗程，休息3～5天再进行下一个疗程。具有活血理气，解毒散结的功效。适用于乳腺增生症。

（5）取大黄50g，乳香15g，没药15g，生胆南星15g，芒硝50g，露蜂房20g，凡士林适量。以上前6味共研细末，用凡士林调成膏状，涂敷于患处，每日1次，连用10天为一疗程。具有清热解毒，散结化瘀的功效。适用于乳腺增生症。

（6）取连翘、香附、泽兰、大黄、芒硝、瓜蒌、川芎、红花、桑寄生、鸡血藤、丝瓜络各30g。上药混合均匀，分装于两个大小能覆盖乳房的布袋中。将

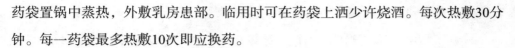

药袋置锅中蒸热，外敷乳房患部。临用时可在药袋上洒少许烧酒。每次热敷30分钟。每一药袋最多热敷10次即应换药。

（7）取蒲公英30g，木香30g，当归30g，白芷30g，薄荷30g，紫花地丁18g，瓜蒌18g，黄芪18g，郁金18g，麝香4g。以上10味共研细末，将脐部用酒精棉球消毒，再将0.4g药末撒于脐内，然后用干棉球轻压并按摩片刻，最用胶布固定，每3天换药1次，连用8次为1个疗程，一般治疗3个疗程。

（8）取元明粉50g。纱布内均匀地撒一层元明粉，缝成药垫，敷乳房硬结处。

（9）取穿山甲、全蝎、山慈姑、五味子、白芥子、香附、大黄、莪术、乳香、冰片各等份。上药共研细末，加入山西米醋、冰糖各适量，调成药膏，敷于患处。病程长、肿块硬，于月经第6天开始敷药，病程短、肿块软者于月经第14天开始敷药，每天换药1次。

（10）取瑞香狼毒、酸模、多叶棘豆、黄精、天冬、菖蒲各15g，姜黄、生草乌各100g。上药共研细末，备用。每用蛋清或陈醋将20g药末调成糊状，均匀涂于纱布上，厚0.5厘米，外敷患处，每日1次，9次为1个疗程。

（11）取麦饭石、米醋、蜂蜜各适量。上药适量配制成软膏外敷局部，2天换药1次，10次为1疗程。涂药面积大于肿块边界1mm，厚度为2mm。

（12）取木香15g，砂仁10g，生地黄30g。木香、砂仁共研细末，贮瓶中密封，以防走散药性，用时同生地黄捣烂，以好醋适量调匀如糊状，局部外敷，用量按癖块大小而定，外以纱布覆盖全部乳房，胶布固定后，用热水袋在敷药局部热敷，通过局部加温，增强药物渗透力，以提高疗效。间隔3日可将敷药取下，再调以适量醋拌匀，如法再敷，每次敷药可连用6日再作更换，但注意勿烫伤皮肤。

（13）取瓜蒌皮30g，青皮10g，柳树皮10g，三味加入山慈姑30g，乳香10g，没药10g，角刺10壳，地龙10g，檀香10g。上药共研细末，以凡士林将上药细末调成糊状制成三皮膏，将该药膏涂在4cm×4cm大小的敷料上，直接贴在肿块部位，每2～3日换药1次，可消散乳癖之肿块。

（14）取大蛤蟆（蟾蜍）1个，去皮令净，半夏9g，麝香0.15g。上药共打烂，为1大饼，敷患处，用帛缚之，约3小时解去。

（15）取当归1g（锉，微炒），甘草30g（锉），川芒硝30g，黄连（去须）1g，黄檗1g，川大黄30g，蒲公英1g，玄参1g。上药捣细，罗为散，用鸡子清调为膏，于生绢上涂贴患者。

（16）取甘草15g，川乌15g，红花15g，土虫15g，当归15g，连翘15g，皂角15g，白及15g，梅片25g，乳香25g，没药25g，樟丹500g，豆油1000ml。共制为膏外敷。

（17）取黄芪20g，党参20g，仙茅15g，淫羊藿15g，当归10g，白芍10g，益母草15g，香附10g，乳香9g，没药6g，上药共研为极细末备用。将患处清洗干净，把膏药贴于膻中、隔俞，每2日1帖，12帖为1个疗程。用此膏应注意，避免劳累、忧思恼怒，使肝气调达，则凝滞易散。适用于冲任失调型乳腺增生症。

（18）取黄芪30g，木香15g，人参10g，白芷15g，黄芩10g，桂心10g，赤茯苓10g，牡丹皮15g，生地黄10g，干地黄10g，虎杖6g，血竭6g，没药6g。上药研末，麻油调匀，将患部皮肤用温水洗净，将药摊于纱布上，贴敷于肿块处及关元、气海、乳根、膻中等穴，每2天换药1次。10次为1个疗程。适用于冲任失调型乳腺增生症。

（19）取木香、当归、白芷、薄荷、栀子各30g，瓜蒌、黄芪、郁金各18g，麝香4g。上药研末备用，每次用药前，先以75%的乙醇将脐部清洗干净，待干后把0.5g药粉倾入脐孔，随后用于棉球轻压按摩片刻，用4cm×4cm的普通医用胶布密封紧贴脐上神阙穴。每3日换药1次，8次为1个疗程。适用于肝郁气滞型乳腺增生症。

（20）取柴胡、陈皮、川芎、赤芍、香附各30g，乌药10g，延胡索20g，乳香20g，没药15g，郁金10g，穿山甲15g，生牡蛎30g。上药研末，麻油调匀，将患部皮肤用温水洗净，将药摊于纱布上，贴敷于肿块处及章门、乳根、膻中穴，每2天换药1次。10次为1个疗程。适用于肝郁气滞型乳腺增生症。

（21）取丹参15g，益母草、郁金、莪术、乳香、没药、延胡索各10g，橘核、王不留行、丁香、川楝子、皂角刺各12g，细辛、麝香各5g，冰片3g。上药研粉，放于神阙穴加痛点外贴治疗，每2日更换1次，连续用药4周为1个疗程。适用于肝郁气滞型乳腺增生症。

（22）取金黄散适量，研细，用凡士林少许调匀，外敷于乳腺增生处。每2日换药1次，连续2～4周。可活血通络，消肿散结。适用于痰浊凝结型乳腺增生症。

（23）取乳香、没药、黄檗各10g，大黄15g，黄药子15g，白附子10g，冰片5g，共研成极细末。将药末适量用鸡蛋清调膏，摊于纱布上，直径约20mm，厚约2mm，分别贴附于乳根、膺窗、阿是穴（1～2处），加胶布固定，24小时后换药，直至肿块消失为止。适用于痰浊凝结型乳腺增生症。

（24）取夏枯草15g，生牡蛎15g，黄药子18g，皂角刺9g，昆布15g，海藻30g，玄参15g，路路通9g。将患处清洗干净，把膏药贴于膻中、脾俞，每2日1帖，12帖为1个疗程。适用于痰浊凝结型乳腺增生症。

（25）取补骨脂150g，蜈蚣10条，食醋1000ml，密封浸泡15天即成。使用时用消毒棉签沾药液外搽患处，每日3～5次；同时取补固脂适量，文火炒黄，研为细末，每次3g，每日3次口服。1个月为1个疗程，连续1～3个疗程。可通络散结。适用于痰浊凝结型乳腺增生症。

（26）取芒硝60g，生南星、蜂房各20g。上药共研为细末，用凡士林调为糊状，外敷于乳腺增生处。每日换药1次，以愈为度。适用于痰浊凝结型乳腺增生症。

✳ 134. 如何用含药乳罩治疗乳腺增生症

（1）取公丁香、郁金、地龙、丝瓜络各15g，赤芍20g。上药共研细末，装入6cm×5cm白棉布袋中，一面加一层软塑料膜。将药袋置于乳罩夹层内，非塑

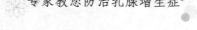

料膜一面紧贴乳房并完全覆盖患处，每周换药袋1次，4周为1个疗程。

（2）取柴胡、青皮、陈皮各3g，川芎、赤芍、生白芥子、广郁金、制香附各5g，砂仁、冰片各3g。上药共研细末，用汗衫布一层，做成10cm×10cm口袋装入上药，铺平后固定在患侧乳罩内，1周换药1次，15日为1个疗程。

（3）取聚乙烯醇20g，甘油40g，聚氧乙烯山梨醇酐单油酸酯（吐温-80）10g，蒸馏水200毫升。用聚乙烯醇加蒸馏水加热至糊状，加入甘油、聚氧乙烯山梨醇酐单油酸酯（吐温-80）搅匀，再加入以诸药末（过7号筛）搅拌均匀后涂板。板面平铺一层纱布，55℃干燥，脱膜，剪取直径为15cm圆形药膜，制成双侧或单侧有药膜的乳罩佩戴。

（4）取取生川乌、白芷、白芥子、乳香、没药、穿山甲、当归、土鳖虫各60g，香附45g，冰片5g。上药共研成极细末，装瓶备用。用白棉布做成5cm×5cm药袋，将上述药粉30g左右均匀地撒于厚度适宜的海绵上，放入药袋中，根据病变部位及肿块多少，将药袋固定于相应部位的乳罩上，戴上胸罩即可，直至病灶消失为止。

✳ 135. 如何脐疗治疗乳腺增生症

（1）取蒲公英、木香、当归、白芷、薄荷、栀子各30g，紫花地丁、瓜蒌、黄芪、郁金各18g，麝香4g。将上药研细备用。用前先以75%的乙醇将脐部清洗干净，待晾干后把乳脐散0.4g倾于脐部，随后用干棉球轻压散剂按摩片刻，即用4cm×4cm大小的方块胶布密封紧贴脐上，每3天更换1次，8次为1个疗程。

（2）取当归、白芷、木香、栀子、薄荷、蒲公英各7.5g，紫花地丁、郁金、黄芪各4.5g，麝香1g。上药共研成极细粉，装瓶备用。先用75%的酒精将肚脐清洗干净，取药粉0.4～0.5g放于肚脐中，上面盖一干净棉球，外用长宽各4cm的胶布固封，每3天换药1次，连用8次为1个疗程。

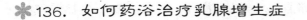

136. 如何药浴治疗乳腺增生症

（1）全橘叶60g，青皮20g，醋30g。将以上2味中药入锅加水适量，煎煮30分钟，去渣取汁，将药渣用纱布包好，乘热外敷小叶增生处，将药汁与3000ml开水同入泡足桶中，先熏蒸后泡足，每晚1次，每次30分钟。15天为1个疗程。具有疏肝理气、化痰散结的功效。适用于肝郁气滞型乳腺增生症，症见胸闷嗳气，乳房胀痛，结节随喜怒而消长。

（2）枸橘李（即香橼）50g，陈皮20g，青皮15g，橘核30g。将以上2味中药入锅加水适量，煎煮30分钟，去渣取汁，将药渣用纱布包好，乘热外敷小叶增生处，将药汁与3000毫升开水同入泡足桶中，先熏蒸后泡足，每晚1次，每次30分钟。15天为1个疗程。具有疏肝理气、化痰散结的功效。适用于肝郁气滞型乳腺增生症，症见胸闷嗳气，乳房胀痛，结节随喜怒而消长。

（3）肉苁蓉20g，柴胡15g，青皮20g，当归15g，赤芍20g。将以上2味中药入锅加水适量，煎煮30分钟，去渣取汁，将药渣用纱布包好，乘热外敷小叶增生处，将药汁与3000ml开水同入泡足桶中，先熏蒸后泡足，每晚1次，每次30分钟。15天为1个疗程。具有调理冲任两脉、通络散结的功效。适用于冲任失调型乳腺小叶增生。症见乳房胀痛，随月经来潮而加重，月经后减轻。

（4）鹿角霜20g，橘核50g，巴钱天20g，青皮15g。将以上2味中药入锅加水适量，煎煮30分钟，去渣取汁，将药渣用纱布包好，乘热外敷小叶增生处，将药汁与3000毫升开水同入泡足桶中，先熏蒸后泡足，每晚1次，每次30分钟。15天为1个疗程。具有调理冲任两脉、通络散结的功效。适用于冲任失调型乳腺小叶增生。症见乳房胀痛，随月经来潮而加重，月经后减轻。

（5）川芎10g，当归10g，丹参10g，黄芪25g，香附12g，白芍10g，甘草9g。诸药水煎，外洗肿块局部，每日1次。适用于冲任失调型乳腺增生症。

（6）仙茅10g，淫羊藿10g，香附10g，黄芪20g，川芎10g，当归15g，白芍10g，半夏10g，陈皮10g，炙甘草9g。诸药水煎，外洗肿块局部，每日1次。适用于冲任失调型乳腺增生症。

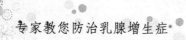

（7）乳香、没药各20g，路路通、瓜蒌皮、海藻、昆布各30g，生牡蛎40g。诸药加酒精浸泡15天，用棉签蘸药于患处。每天2次，10天为1个疗程。适用于冲任失调型乳腺增生症。

✽137. 如何用药熨治疗乳腺增生症

药熨疗法是将中药用白酒或食用醋搅拌后炒热，装入纱布袋中，在患处或某个穴位上来回滚熨的一种方法。

方法1

（1）物品准备：治疗碗、竹铲或竹筷、棉签、凡士林、双层纱布袋、大毛巾、炒锅、电炉、药物、白酒或醋。

（2）药物组成：乳香、没药、当归、红花、桃仁、穿山甲、三棱、莪术、威灵仙等各适量，布包，隔水蒸热，趁热置于患部。

（3）操作方法：患处涂一层凡士林，将药袋放到患处或相应穴位用力来回推熨，力量要均匀，开始时用力要轻，速度可稍快，随着药袋温度的降低，力量可增大，同时速度减慢。药袋温度过低时，及时更换药袋。在药包外加一个热水袋，可延长热熨时间。

方法2

（1）物品准备：治疗碗、竹铲或竹筷、棉签、凡士林、双层纱布袋、大毛巾、炒锅、电炉、药物、白酒或醋。

（2）药物组成：柴胡、白术、橘核、浙贝母各10g，白芍、全瓜蒌、夏枯草各15g。

（3）操作方法：先将诸药煎汁内服，再将药渣装入纱布袋放醋中煮沸，趁热熨敷患处。药袋冷却即更换，每日1次，每次30分钟，10次为1个疗程。一般用药2个疗程可有明显效果。

方法3

（1）物品准备：治疗碗、竹铲或竹筷、棉签、凡士林、双层纱布袋、大毛巾、炒锅、电炉、药物、白酒或醋。

（2）药物组成：瓜蒌、连翘、川芎、红花、泽兰、桑寄生、大黄、芒硝、丝瓜络、鸡血藤各30g。

（3）操作方法：诸药分装两袋交替使用。用时将药袋蒸热，洒乙醇或烧酒少许，外敷乳房部，每日1～2次，每次0.5～1小时。药袋可反复使用10次左右。

每日熨1～2次，每次不少于15分钟。药熨过程中要注意观察局部皮肤，防止烫伤。药熨后擦净局部皮肤，协助患者取舒适卧位。

方法4

取柴胡15g，当归12g，白芍12g，茯苓12g，白术12g，瓜蒌12g，贝母12g，半夏12g，南星12g，生牡蛎12g，山慈姑12g。气郁甚者加香附12g，血瘀甚者加川芎12g。每日1剂，水煎取汁600ml，分3次服。在汤剂治疗的基础上，配合中药热熨包治疗，方用桂枝、香附、延胡索、陈皮、白芍、川芎、当归、瓜蒌、贝母各50g，将以上中药粉碎后过80目筛，分为4份，分别装入宽25cm、长25cm透水无纺布袋中，先取2袋用水浸泡10分钟，按压至不滴水后，放入微波炉中高火加热3分钟，冷却至皮肤能耐受的温度，置于患乳上，并用TDP灯局部照射，每次10分钟，然后换另外2袋，共治疗40分钟。每日治疗2次。

✳ 138. 如何用中药离子导入法治疗乳腺增生症

中药离子导入法是利用直流电场的作用，使药物离子经过皮肤或黏膜进入人体到达组织间隙，使药物直接作用于病变部位，达到治疗疾病的目的，又称为直流电离子导入法。离子导入是利用直流电场作用和电荷同性相斥、异性相吸的特性，使无机化合物或有机化合物药物离子、带电微粒子进入人体。

（1）物品准备：离子导入治疗机、衬垫、纱布、绷带、沙包、塑料薄膜、镊子。

（2）药物组成：柴胡20g，当归20g，红花20g，黄药子5g，昆布15g，丹参30g。诸药熬成汤剂，药垫浸泡后置乳腺增生部位，再取中药离子导入。

（3）操作方法：①根据疾病的部位选择合适的体位。②将衬垫浸湿药液，拧至不滴水，紧贴患处皮肤，根据药物选择电极，将带负电的药物衬垫放在负极板下（黑色导线），带正电的药物衬垫放在正极板下（红色导线）。连接好以后把塑料薄膜盖在电极板上，用沙包和绷带固定。③将直流感应电疗机电位器输出端调节到"0"位，接通电源，缓慢增至预定的电流强度。④一般局部电流量不大于40mA，全身电流量不大于60mA。⑤治疗时间每次20分钟，每周3次，12次为1个疗程。⑥治疗结束时，先将电位器输出端调至"0"位，再关闭电源开关。⑦拆去绷带、沙包、薄膜和衬垫，擦净局部皮肤，协助患者穿衣。

（4）注意事项：①操作前检查设备是否处于使用状态；②检查治疗部位皮肤感觉有无异常、破损；如有破损，可加盖小块塑料薄膜；③治疗过程中要注意观察患者的反应和机器的运行情况，及时调节电流量以免灼伤；④衬垫要专用。一个衬垫只供一种药物使用，不要用洗涤剂清洗，最好使用一次性衬垫。⑤多次治疗后，局部皮肤可出现瘙痒、脱屑、皮疹、皲裂等反应，可用青黛膏或复方醋酸地塞米松乳膏（皮炎平膏）外涂，禁止搔抓。如有电灼伤，可按烧伤处理，预防感染。⑥高热、出血性疾病、活动性结核、妊娠、严重心功能不全或带有心脏起搏器的患者禁用此法。

✳ 139. 如何指压治疗乳腺增生症

方法1

（1）示指指腹轻轻揉按乳根穴，连续揉按3～5分钟，直至局部出现胀感为止。

（2）拇指指腹轻轻揉按膻中穴，连续揉按3～5分钟，直至局部出现胀感为止。

（3）拇指指腹置于内关穴上，其余四指置于该穴背面，拇指用力捏按内关穴，每隔20秒钟放松1次，直至局部出现明显酸胀感为止。

（4）拇指指腹用重力扪按肩井穴，每隔20秒钟放松1次，反复按3～5分钟，直至局部出现明显酸胀感为止。

方法2

（1）妻子仰卧位，丈夫以右手大鱼际按压其前胸正中线平第4肋间隙处的膻中穴，按顺时针方向揉动2分钟，以感到酸胀为度。

（2）妻子仰卧位，丈夫以右手掌根着力按压其脐上4寸处的中脘穴，按顺时针方向揉动2分钟，以感到酸胀为度。

（3）妻子仍卧于床，丈夫以双手拇指指腹分别按压其两下肢外膝眼下 3寸、胫骨外1寸处的足三里，环转揉动2分钟，以感到酸胀为度。

（4）妻子仰卧于床，丈夫以双手拇指指腹分别按压其两下肢足内踝上 3寸处的三阴交，环转揉动2分钟，以感到酸胀为度。

（5）妻子仰卧位，丈夫以双手拇指指腹分别按压两下肢内踝与跟腱之间凹陷处的太溪穴，环转揉动2分钟。

（6）妻子仰卧，丈夫以双手拇指指腹分别按压其两下肢足背第1、2跖骨底之间凹陷处的太冲穴，环转揉动2分钟，以感到酸胀为度。

（7）妻子坐位，丈夫站在其身后，以双手掌面分别放在妻子两侧胁肋部，作由上向前下方的斜行往返擦动，稍用力，约5分钟，以透热为佳。

✱ 140. 如何按摩治疗乳腺增生症

乳房按摩可以疏通乳房局部经络，活血化瘀，对乳腺增生症引起的乳房胀痛有一定的疗效。出现乳腺增生后是可以进行按摩的，但要注意按摩的方位、力度、顺序、次数等。一般不建议过于频繁地进行乳房按摩。近年来国内有不少单位开展了乳腺按摩疗法，取得了满意的效果。患者按摩后有舒适感，食欲增加，睡眠改善，精神倍增，面色红润。在详细询问病史和各种检查之后首先排除了乳腺癌的可能性，对那些乳腺疼痛明显，肿块以片块型为主，质地柔韧，双侧多发，年纪较轻，或伴有肝郁不舒、两胁胀痛、胸闷气短、疲乏无力、不思饮食、善叹息，或伴有性冷淡、性欲低下的乳腺增生者均可施以按摩疗法。至于乳腺纤维腺瘤，因系真性肿瘤，有包膜，按摩的效果不佳。癌性肿块当然是绝对禁止按摩的，否则无异于捅马蜂窝反而会害了患者。

方法1

调好的按摩油在手上（或者直接滴在胸部上），然后均匀的涂抹在胸部。在按摩过程中如果感到按摩起来不是很滋润，即有涩的感觉时随时再加少量按摩油。

按摩手法可以分4步来进行。

（1）以拇指一边，另外四指合拢为一边，虎口张开，从两边胸部的外侧往中央推，以防胸部外扩，每边30下。

（2）手保持同样的形状，从左胸开始。左手从外侧将左乳向中央推，推到中央后同时用右手从左乳下方将左乳往上推，要一直推到锁骨处。就是说两只手交错着推左乳。重复30次以后。换右乳。这个动作很重要。

（3）手做成罩子状，五指稍分开，能罩住乳房的样子。要稍稍弯腰，双手罩住乳房后从底部（不是下部）往乳头方向作提拉动作。重复20次。

（4）双手绕着乳房做圆周形按摩，按摩到胸部上剩下的所有的精油都吸收完为止。

方法2

每个动作重复8～10次，紧实胸部肌肉，加强支撑力，让您的胸部越来越挺。

（1）把双手放在腋下，沿着乳房外围做圆形按摩。双手从乳房下面分别向左右两方往上提拉，直到锁骨的位置。把手放在乳晕上方，往上做螺旋状按摩。功效：刺激胸部组织，让乳房长大。

（2）以双手手指，圈住整个乳房周围组织，每次停留3秒钟。双手张开，分别由乳沟处往下平行按压，一直到乳房外围。在双乳间做"8"字形按摩。功效：充分拉直腋下胸部到肺部的肌肉，刺激乳房，拉高胸部曲线。

（3）身体站直后，举起右手，向上伸直，右脚则向下伸展。持续5秒钟之后，换伸展左手左脚，将身体尽量伸直。左右轮流伸展约各5次。功效：使胸部不会松垮。

（4）从乳房中心开始画圈，往上直到锁骨处。从乳房外援开始，以画小圈方式做螺旋状按摩。两手掌轻轻抓住两边乳房，向上微微拉引，但是别捏得太用力。补充说明指压时搭配以下的穴位，进行精油按摩，每次压5秒钟，一次进行5~6个回合，更有神奇的功效。膻中穴：两个乳头连线交叉点点，正对到胸骨上的位置。乳根穴：两边乳头对下来到乳房底下的正下方处，一边一个天溪穴：位于乳头连现象外延长线上，请将手的虎口正对着乳房四指托着乳房，拇指正对着乳房外侧两寸处（第4~5肋间）即是天溪穴。

按摩治疗乳腺增生症尚有些医学伦理学问题有待研究，有些操作应事先向患者及家属解释清楚，征得他们的同意。

✳ 141. 选用外治法治疗乳腺疾病要注意什么问题

外治法是中医治疗疾病的常用方法，外用药物作用于皮肤，通过皮肤吸收直接作用病变部位，有时比口服药物的疗效要来得迅速，在许多疾病中都可以广泛地运用，尤其是对跌打损伤，红肿热痛的感染性疾病及以疼痛为主的病变疗效明显。乳房疾病如急性乳腺炎，民间常使用生草药蒲公英、地丁、仙人掌捣烂外敷疼痛红肿处，取其清热解毒，活血消肿的作用。而乳汁不通畅时使用按摩的方法，发热时使用针刺方法等都是积极有效的外治方法。在乳腺增生的治疗中，除内服药物外，还可选择磁帖、针灸、佩戴药物胸罩等，在传统的方法上融入现代科学的技术，方便而适用。

在外用药的使用上，要注意个体皮肤的反应。无论是外治法中的哪种方法都要注意保护局部皮肤，要掌握其适应范围。比如直接灸法可灼伤皮肤，对乳房这个部位最好不要采用这个方法，因为灸后皮肤可以出现瘢痕引起外观不美，疾病也并不一定得到解决。我们曾碰到这样一个病例，因产后乳汁淤积形成积乳囊肿，在当地采用直接灸法但肿块没有消失，皮肤多处灼伤，后到医院检查证实为乳汁淤积性肿块，再行抽乳汁处理肿块消失。这说明正确使用外治方法能得到好的效果，而不根据病情治疗则会适得其反。对于乳腺增生症，选择外用药物对疼痛是有一定效果的，而对肿块要视病情的轻重，不可能都消失，但能解除疼痛对患者来说也是一种安慰。所以任何一种药物、任何一种治疗方法都有一定的使用范围，不要任意夸大其作用。同时外用药要注意季节的变化，炎热季节人体出汗多，皮肤敏感，外用时间宜短不宜长，如出现皮肤瘙痒有过敏现象应停用。

八、防治乳腺增生症关键在预防

✳ 142. 如何预防乳腺增生症

（1）消除烦恼，保持乐观：中医学认为情志是致病的内在因素，亦为现代医学所重视。五脏六腑各有其生理活动功能，彼此相互协调，相生相克（互相制约），若长期情志不畅，则肝气郁结，或肝气鸱张，这些精神因素都会导致机体生理功能和内分泌失调而致病。故此，宜减除烦恼而陶冶自己的情操，应心胸豁达，宽以待人，不要因小事而耿耿于怀自讨烦恼，更应从烦恼中解脱自己，经常保持乐观的情绪。因为忧愁烦恼是重要的致病因素，乳腺增生症虽属乳腺癌前病变，但不等于是乳腺癌，况且小叶增生癌变率仅为1%～3%，囊性增生癌变率约8%，但囊性增生在增生病病例统计中只占10%，这样癌变率的百分率就很小。因为乳腺良性肿块类特别多，所以医务工作者对本病要持慎重态度，无确凿的诊断依据，不要轻易做出诊断，更不要把乳腺增生症诊断为乳腺癌，给患者精神上造成创伤。应使患者对此病有正确的认识，增强信心，振作精神，活跃机体功能，不要因患本病而精神不振，恐癌变而忧心忡忡，使机体防御机能低下而病情加重，甚至因长期忧愁悲伤而扰乱了人体生理机能平衡而导致癌变。

（2）重视经期卫生，防治妇科疾病：女性因生理特点，周期性的月经来潮前，子宫内膜充血瘀滞，继则血管破裂脱落出血，造成子宫内暂时性损伤，所以特别要重视经期卫生，所用的卫生纸、卫生巾及内裤，一定要洗涤干净，以防致病菌的侵入，更重要的是经期不能同房，以防直接造成感染，引发妇科疾病。女性以血为本，月经定期而来为其健康标志之一，若月经失调或经期小腹疼痛，平时有带等症，则表示子宫机能失常或病变的存在，临床317例乳腺增生症患者中有妇科疾病者为228例，说明子宫与乳房密切相关。若月经按时而来，则乳房气机就调畅，若月经失调，不能按期而至，不但致使子宫病变，而且导致乳腺气滞血瘀，久则结块而痛，故应重视月经是否正常，有无妇科疾病，若发现妇科疾病就应积极治疗，若是女性激素失调，应采取调理激素方法使其恢复正常，平时选择适合个人的避孕方法，尤其青年女性，正确对待爱情关系，不要一时冲动而怀孕，多次流产而引发乳腺病。以上措施都有预防乳腺增生症的作用。

（3）生活要规律，合理调配膳食：每日作息要定时，人们过去的日出而作，日落而息的规律，长期白天工作，夜间睡眠所形成的人体生物钟，调节着人体生理功能，对人体健康有保护作用。由于社会科学事业的变化和发展，生活节奏加快，迟睡早起而紧张地工作，但应适当注意休息，以免过于疲劳，使人体调控机能低下，致使内分泌失衡。由于人们娱乐多样化，卡拉OK、舞厅、夜总会随处可见，有些女性迷恋此种娱乐，彻夜沉醉于此，长此以往，有害于身体。

由于社会的进步、经济的发展，人们的膳食结构也发生了变化，过去主食以谷物为主，现以高脂肪、高蛋白的肉蛋为主。经科学家研究，过多脂肪的摄入，经人体吸收转化，可增加体内雌激素的含量，从而引发乳腺病。所以应合理调配自己的饮食，以防乳腺增生症的发生，做到防患于未然。每日饮食应以谷物为主，蔬菜为辅，并适当吃些鱼肉、鸡肉、水果和海带，油类应以植物油（芝麻油、花生油、菜籽油）为主，可适当增食少量动物脂肪。

✳ 143. 保护胸前健康为什么从预防乳腺增生症开始

在所有的乳腺疾病当中，乳腺增生症最为常见，占到乳腺门诊患者90%以上，所以保护胸前健康就从预防乳腺增生症开始。

（1）好心情：因为心情好了，卵巢的正常排卵就不会被坏情绪阻挠，孕激素分泌就不会减少，乳腺就不会因受到雌激素的单方面刺激而出现增生，已增生的乳腺也会在孕激素的照料下逐渐复原。

（2）睡觉规律：睡眠不仅有利于平衡内分泌，更给体内各种激素提供了均衡发挥健康功效的良好环境。各种激素协同合作自然能打败乳腺增生。

（3）和谐的性生活：和谐的性生活首先能调节内分泌，刺激孕激素分泌，增加对乳腺的保护力度和修复力度。另外，性高潮刺激还能加速血液循环，避免乳房因气血运行不畅而出现增生。

（4）妊娠、哺乳：妊娠、哺乳是打击乳腺增生的好方法，哺乳能使乳腺充分发育，并在断奶后良好退化，不易出现增生。

（5）调理月经：临床发现月经周期紊乱的女性比其他人更易乳腺增生，通过调理内分泌调理月经，同时也能预防和治疗乳腺增生症。

（6）低脂高纤饮食：遵循"低脂高纤"饮食原则，多吃全麦食品、豆类和蔬菜，增加人体代谢途径，减少乳腺受到的不良刺激。还有，控制动物蛋白摄入，以免雌激素过多，引发乳腺增生症。

（7）补充维生素、矿物质：人体如果缺乏B族维生素、维生素C或钙、镁等矿物质，前列腺素E的合成就会受到影响，乳腺就会在其他激素的过度刺激下出现或加重增生。